おいしいヘルシー！

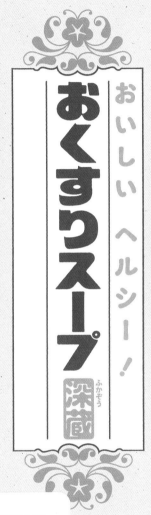

おくすりスープ

深蔵《ふかぞう》

JN121591

スト・プレス

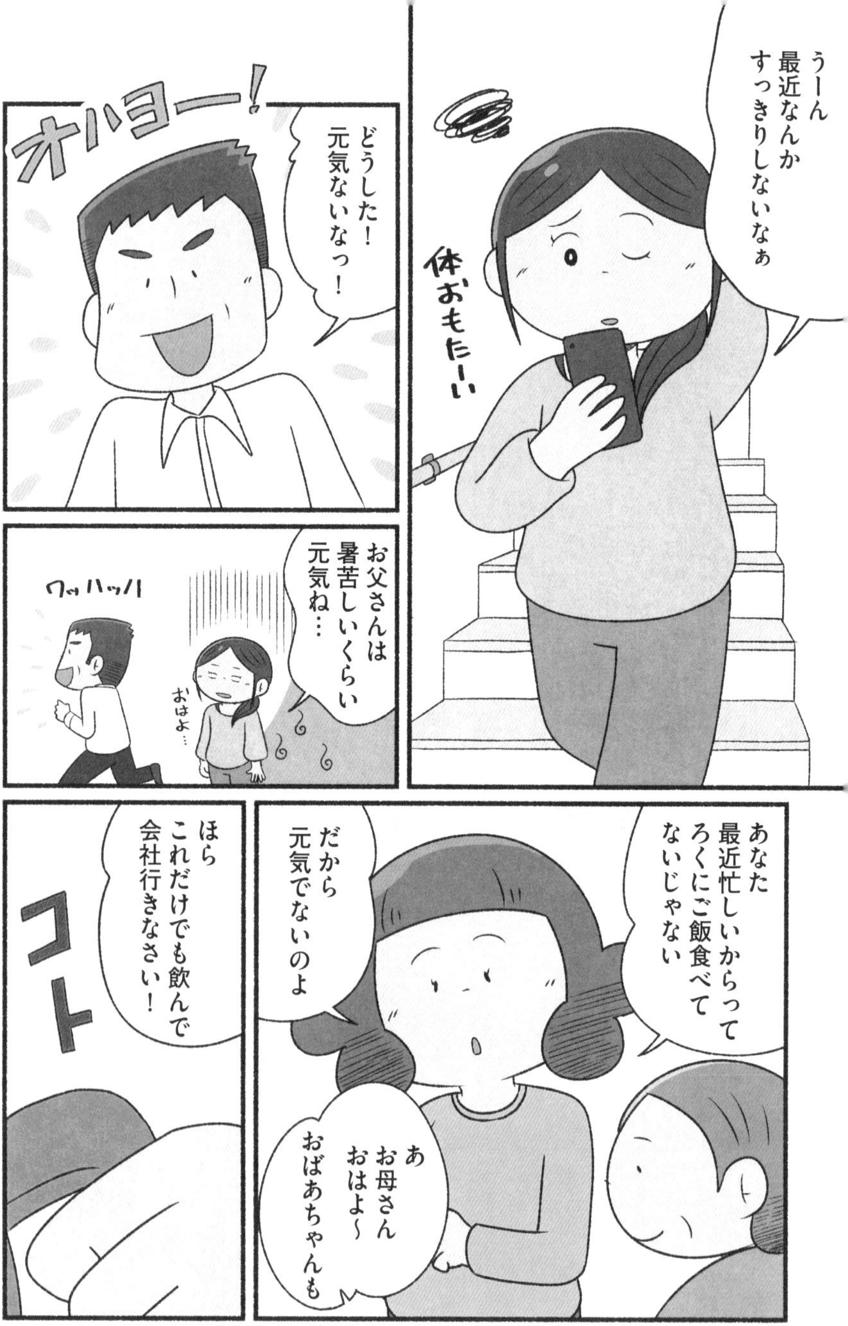
うーん 最近なんか すっきりしないなぁ
体おもたーい
オハヨー！
どうした！ 元気ないなっ！
お父さんは 暑苦しいくらい 元気ね…
ワッハッハ
おはよ…
あなた 最近忙しいからって ろくにご飯食べて ないじゃない
だから 元気でないのよ
あ お母さん おはよ～ おばあちゃんも
コト
ほら これだけでも飲んで 会社行きなさい！

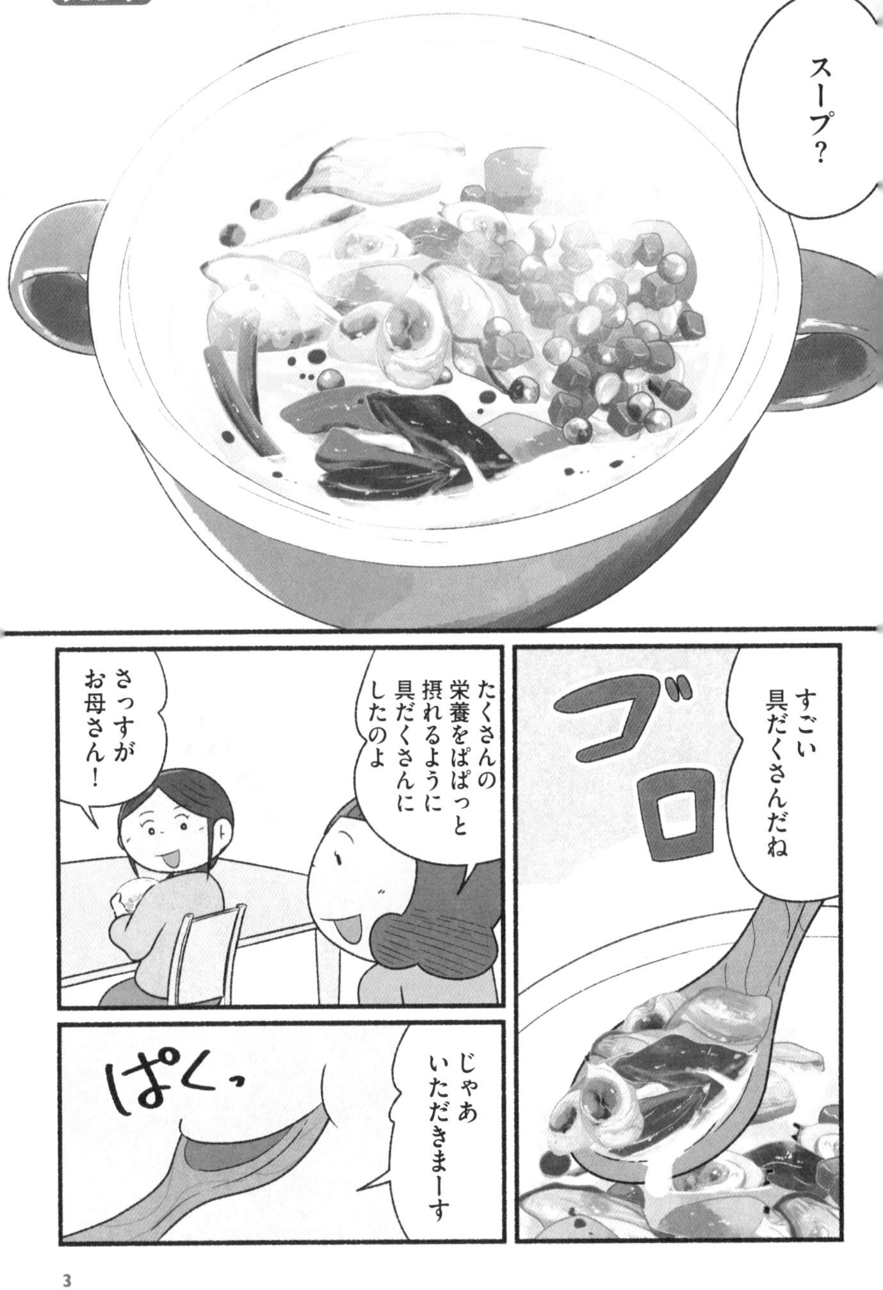
スープ？
すごい具だくさんだね
ゴロ
たくさんの栄養をぱぱっと摂れるように具だくさんにしたのよ
さっすがお母さん！
じゃあいただきまーす
ぱくっ

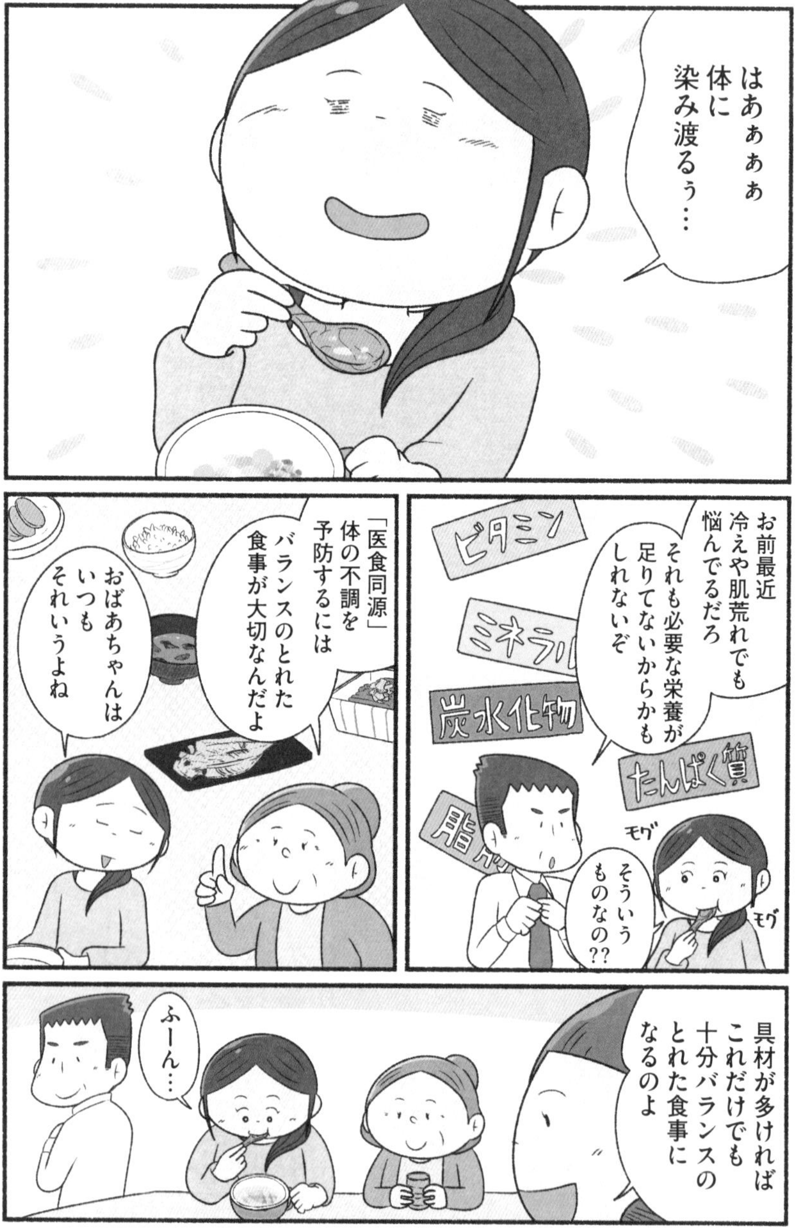
はあぁぁぁ
体に
染み渡るぅ…
お前最近
冷えや肌荒れでも
悩んでるだろ
それも必要な栄養が
足りてないからかも
しれないぞ
ビタミン
ミネラル
炭水化物
たんぱく質
脂
モグ
そういう
ものなの??
モグ
「医食同源」
体の不調を
予防するには
バランスのとれた
食事が大切なんだよ
おばあちゃんは
いつも
それいうよね
具材が多ければ
これだけでも
十分バランスの
とれた食事に
なるのよ
ふーん…

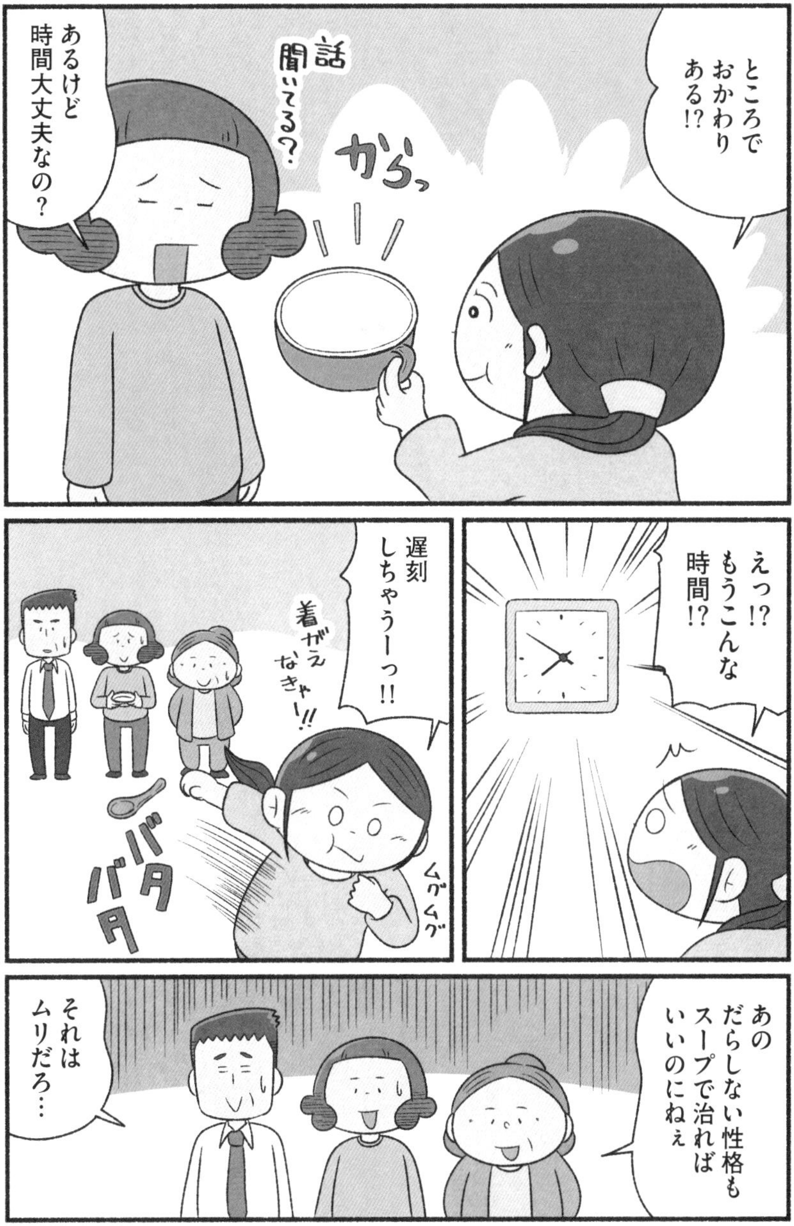
ところで
おかわり
ある!?
からっ
話聞いてる？
あるけど
時間大丈夫なの？
えっ!?
もうこんな
時間!?
遅刻
しちゃうーっ!!
着がえなきゃー!!
ムグムグ
バタバタ
あの
だらしない性格も
スープで治れば
いいのにねぇ
それは
ムリだろ…

おいしい ヘルシー! おくすりスープ◎目次

【第1章】お肌のトラブル……009
【第2章】冷え性……021
【第3章】お腹の不調……033
【第4章】快眠&疲労回復……045
【第5章】ダイエット……057
【第6章】骨粗しょう症&ホルモン……069

【第7章】ストレス&イライラ……081
【第8章】貧血……093
【第9章】むくみ……105
【第10章】風邪&免疫力……117
【第11章】食欲不振&高血圧……129
万能! おばあちゃんのおまけレシピ……141

登場人物

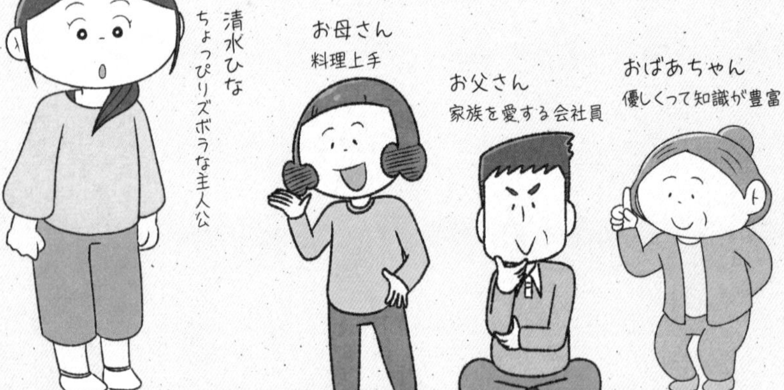
清水ひな
ちょっぴりズボラな主人公
お母さん
料理上手
お父さん
家族を愛する会社員
おばあちゃん
優しくって知識が豊富

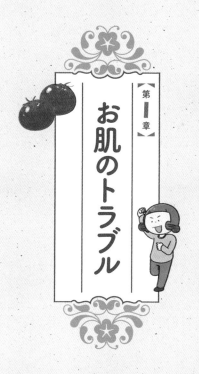

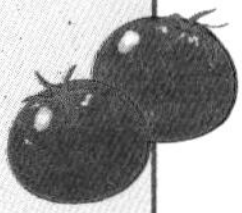

【第1章】お肌のトラブル

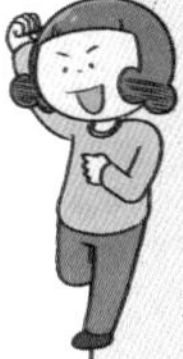

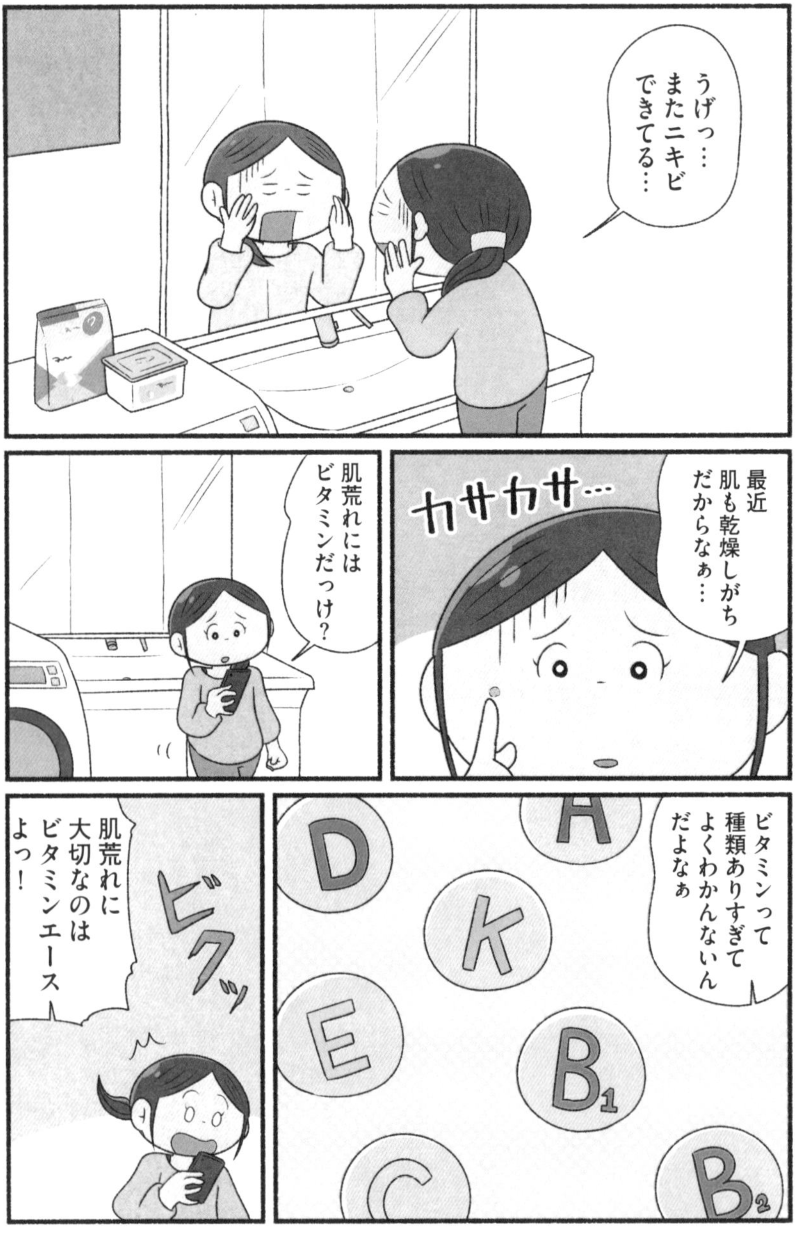
うげっ…
またニキビ
できてる…
最近
肌も乾燥しがち
だからなぁ…
カサカサ…
肌荒れには
ビタミンだっけ？
ビタミンって
種類ありすぎて
よくわかんないん
だよなぁ
A
D
K
E
B1
C
B2
肌荒れに
大切なのは
ビタミンエース
よっ！
ビクッ

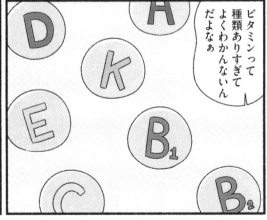

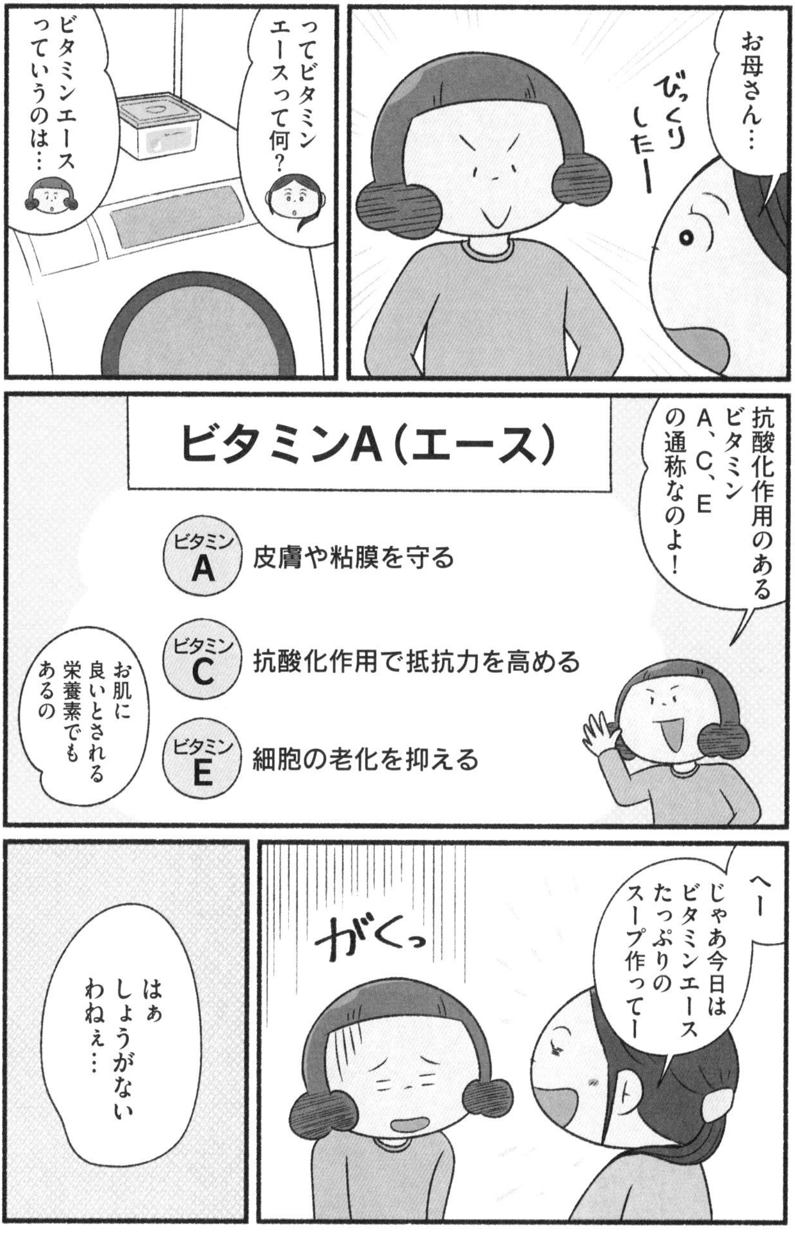
お母さん…
びっくりしたー
ってビタミンエースって何？
ビタミンエースっていうのは…
抗酸化作用のあるビタミンA、C、Eの通称なのよ！
ビタミンA（エース）
ビタミンA 皮膚や粘膜を守る
ビタミンC 抗酸化作用で抵抗力を高める
ビタミンE 細胞の老化を抑える
お肌に良いとされる栄養素でもあるの
へー じゃあ今日はビタミンエースたっぷりのスープ作ってー
がくっ
はぁ しょうがないわねぇ…

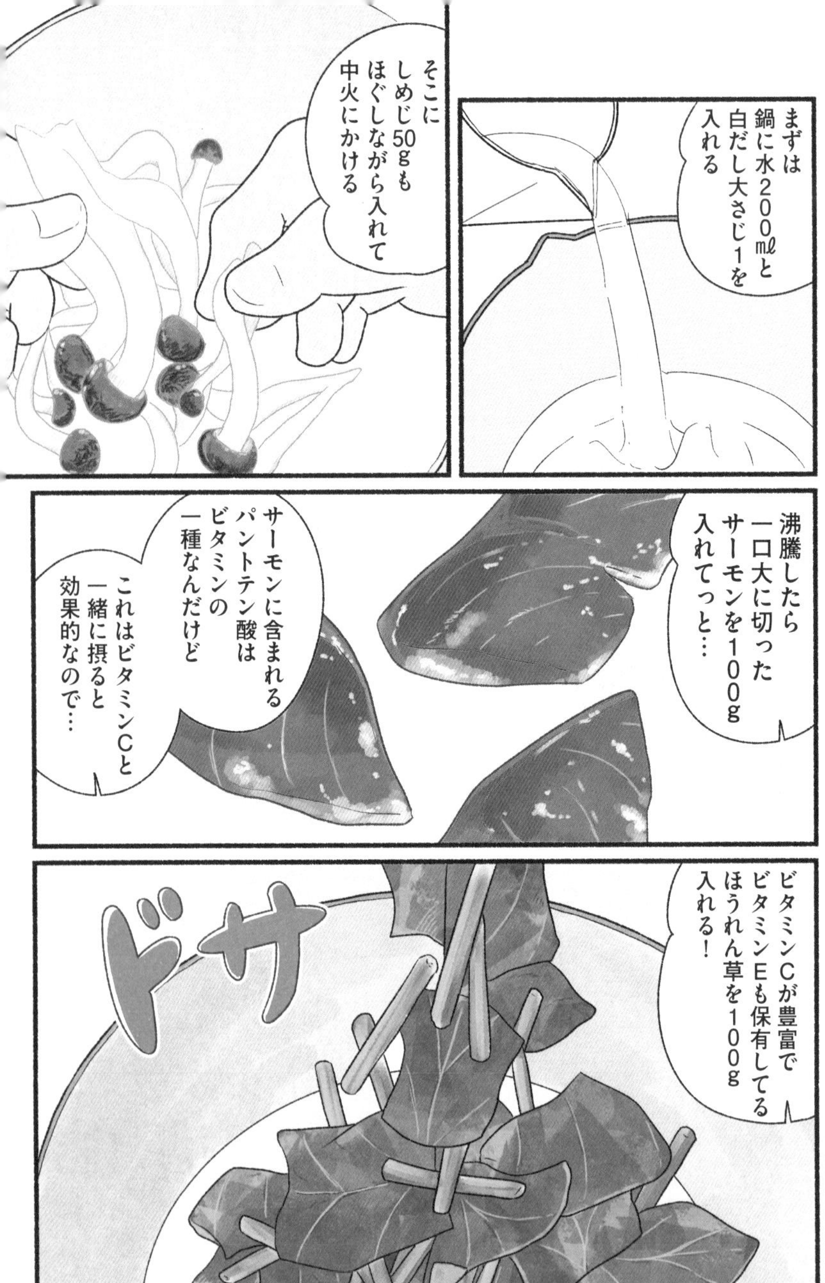
まずは
鍋に水200㎖と
白だし大さじ1を
入れる
そこに
しめじ50gも
ほぐしながら入れて
中火にかける
沸騰したら
一口大に切った
サーモンを100g
入れてっと…
サーモンに含まれる
パントテン酸は
ビタミンの
一種なんだけど
これはビタミンCと
一緒に摂ると
効果的なので…
ビタミンCが豊富で
ビタミンEも保有してる
ほうれん草を100g
入れる！
ドサ

ちなみにほうれん草に含まれるβカロテンは体の中でビタミンAに変わるのよ
へー
A
ビタミン
全体的に火が通ったら大さじ1の味噌を溶く
最後に豆乳を入れて軽く温めて…
スライスレモンを乗せる！

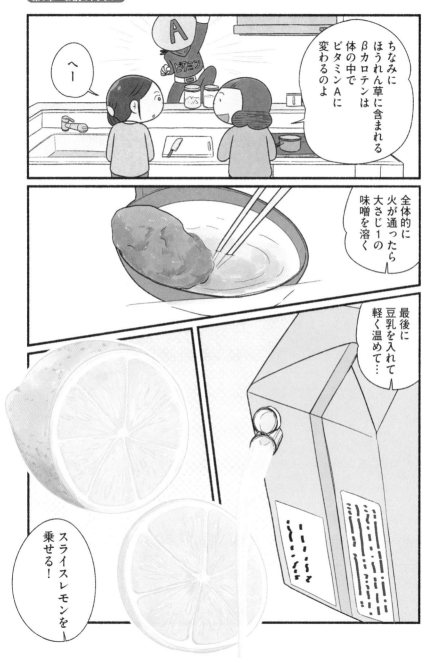

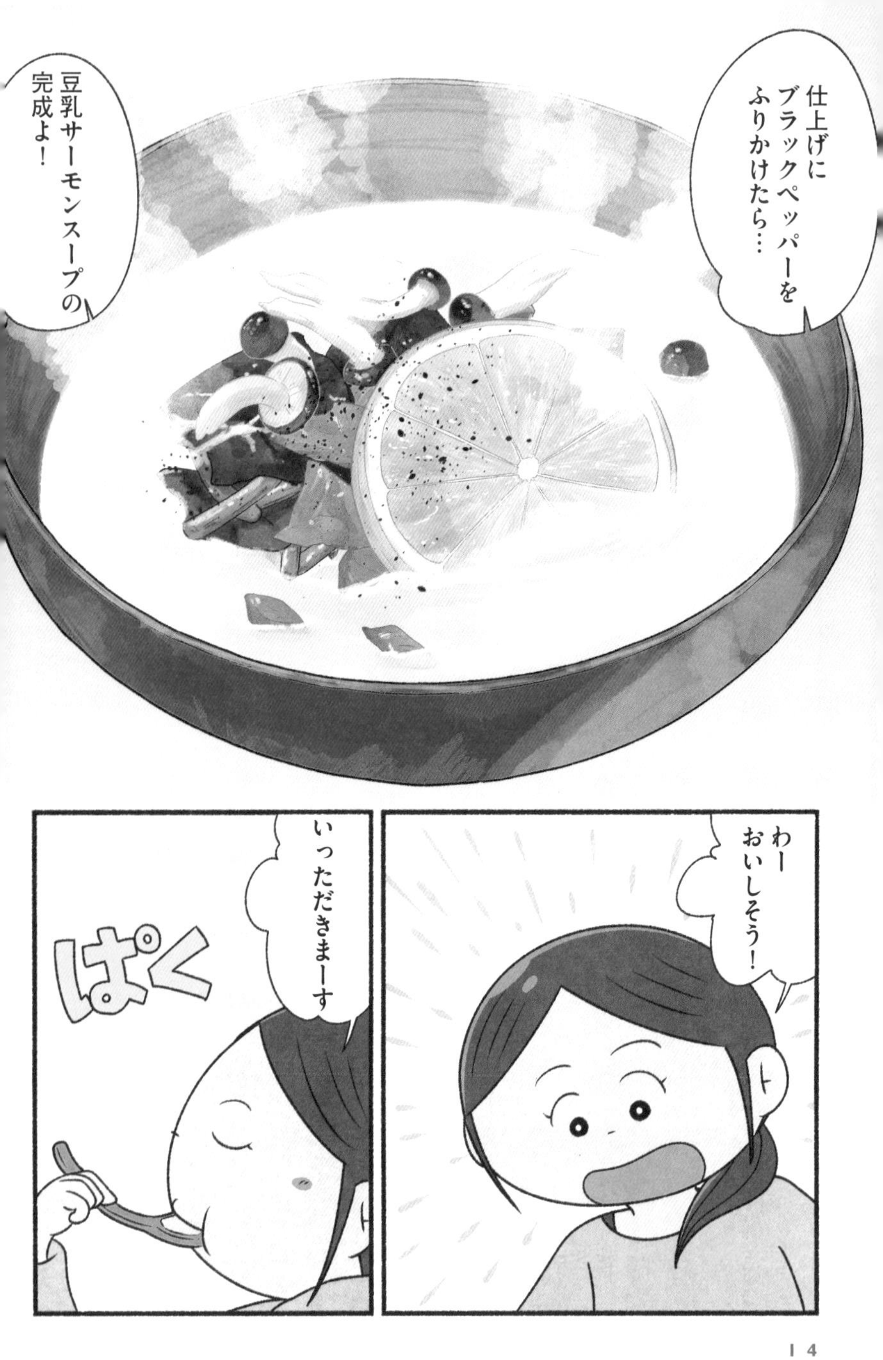
仕上げに ブラックペッパーを ふりかけたら…
豆乳サーモンスープの 完成よ！
わー おいしそう！
いっただきまーす
ぱく

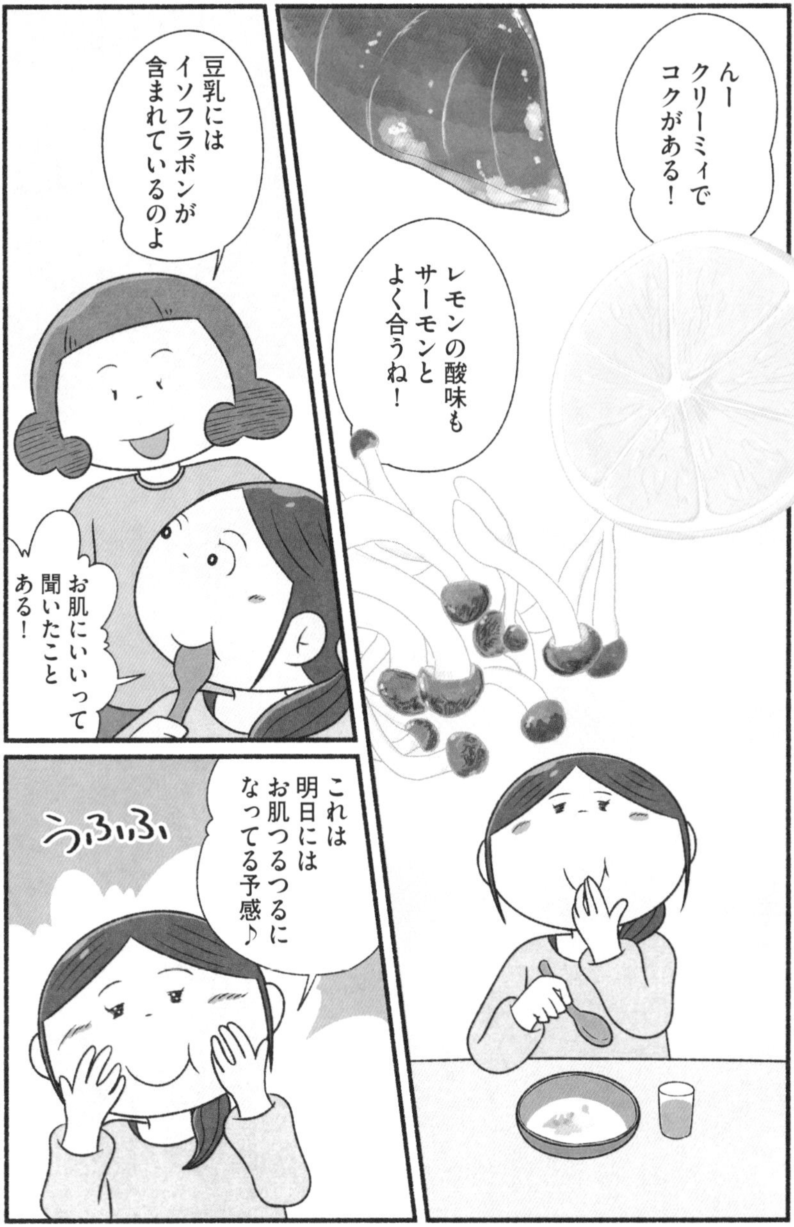
んー
クリーミィで
コクがある！
レモンの酸味も
サーモンと
よく合うね！
豆乳には
イソフラボンが
含まれているのよ
お肌にいいって
聞いたこと
ある！
これは
明日には
お肌つるつるに
なってる予感♪
うふふ

お肌に良いとされる食材❶

ほうれん草

ビタミンCが含まれており、抗酸化作用が期待できます。また、βカロテンが多く含まれているのも特徴です。βカロテンは体内でビタミンAに変換され、皮膚や粘膜の健康を維持する働きがあります。

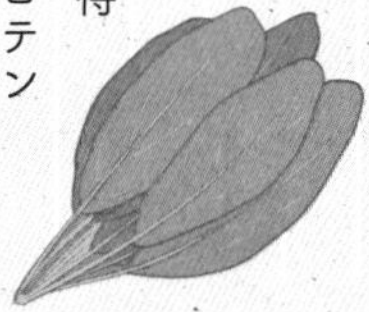

レモン

ビタミンCの代名詞といえばレモン！　ビタミンCはコラーゲン生成に必要な栄養素です。生成されたコラーゲンは肌のハリや潤いを保つ役割があります。

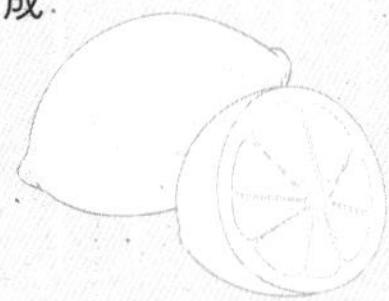

サーモン

サーモンに含まれているアスタキサンチンは、ビタミンCやビタミンEより高い抗酸化作用があります。この抗酸化作用により、肌荒れを予防する働きが期待できます。また、ビタミンのひとつであるパントテン酸も含まれています。

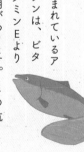

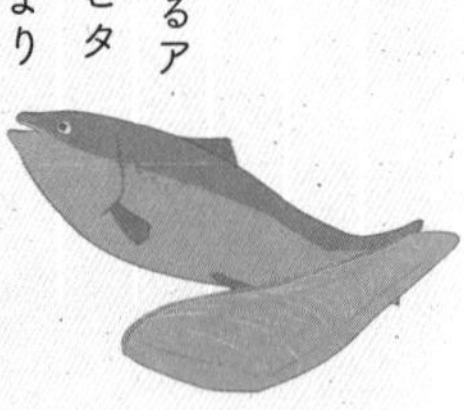

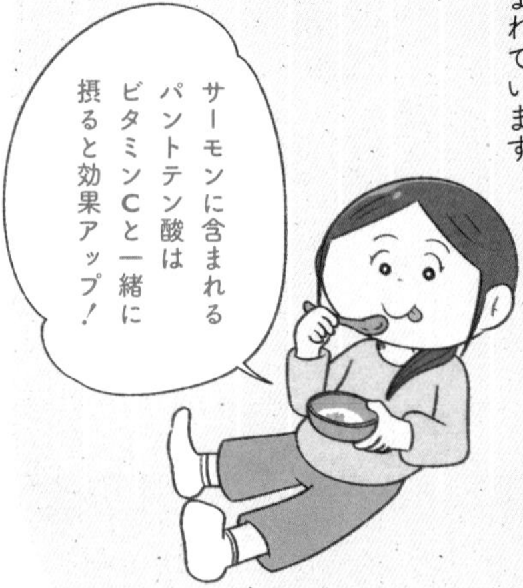
サーモンに含まれるパントテン酸はビタミンCと一緒に摂ると効果アップ！

豆乳のイソフラボンとしめじの食物繊維もお肌にGOOD!

豆乳サーモンスープ

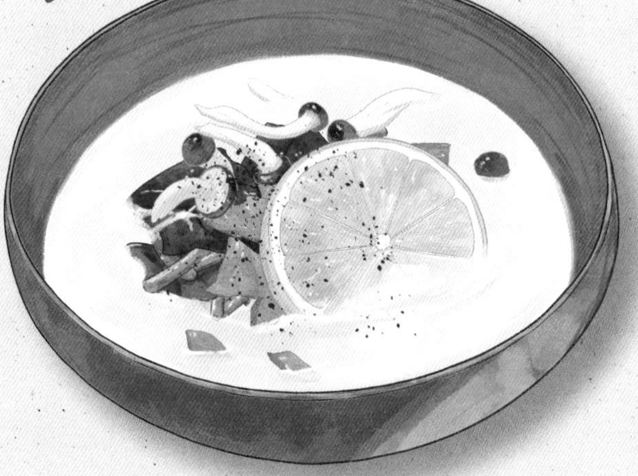

［材料（2人分）］

◉水…200ml　◉豆乳…200ml　◉白だし…大さじ1　◉しめじ…50g
◉サーモン…100g　◉ほうれん草…100g　◉味噌…大さじ1
◉スライスレモン…1枚　◉ブラックペッパー…適量

［作り方］

1. しめじは石づきを切り落とし、ほぐしておく
2. サーモンとほうれん草はそれぞれ一口大に切っておく
3. 鍋に水と白だし、1を入れ火にかけ、沸騰したら2を入れる
4. 全体的に火が通ったら味噌を溶いて入れる
5. 最後に豆乳を入れ、沸騰させないよう弱火で温める
6. スライスレモンを乗せブラックペッパーを振りかけたら完成！

お肌に良いとされる食材❷

アーモンド

ビタミンEが豊富に含まれています。ビタミンEは肌を保護する働きがあり、肌の老化を防ぐ効果が期待できます。

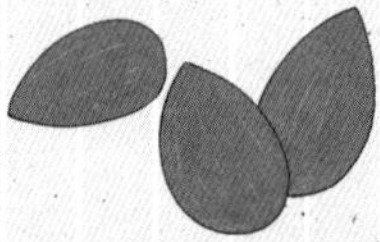

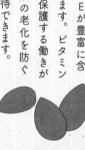

オリーブオイル

ビタミンEやポリフェノールなどの美容効果成分が豊富に含まれています。これらの成分により、アンチエイジング効果や保湿効果が期待できます。

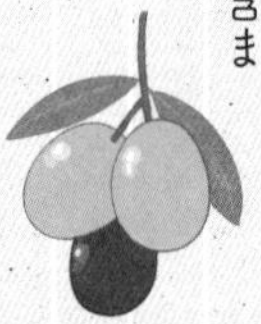

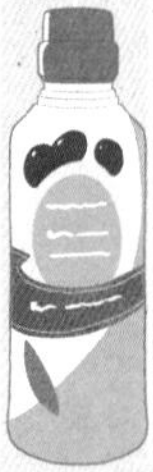

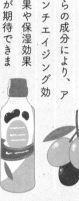

トマト

抗酸化作用抜群のリコピンを保有していて肌の酸化を防いでくれます。また、βカロテンやビタミンC・ビタミンEも含まれていて、肌全体を健康に保つ効果が期待できます。

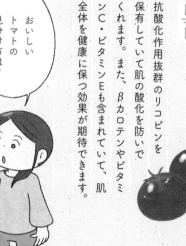

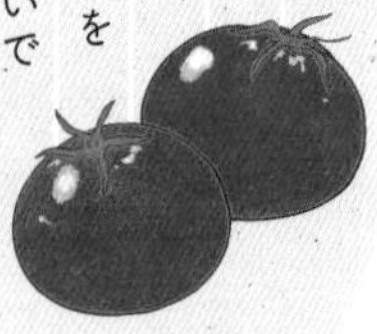

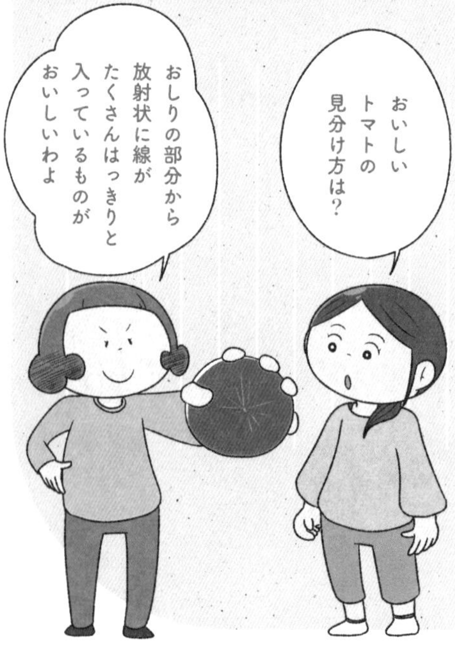
おいしいトマトの見分け方は?
おしりの部分から放射状に線がたくさんはっきりと入っているものがおいしいわよ

いろどりも鮮やか！

菜の花とアーモンドのスープ

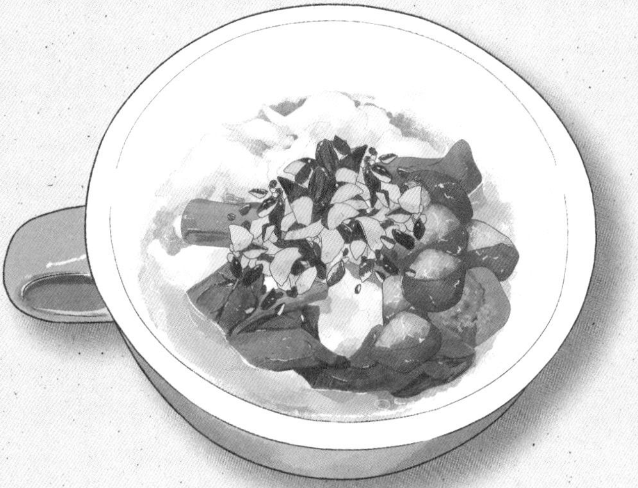

［材料（2人分）］

◉水…400ml　◉コンソメキューブ…1個　◉菜の花…100g　◉トマト…1個
◉オリーブオイル…大さじ1　◉アーモンド…10粒くらい　◉たまご…1個

［作り方］

1 菜の花は2cm幅に、トマトは1cm角に切っておく
2 鍋に水、コンソメキューブを入れ火にかけ沸騰したら1を入れる
3 再度沸騰したら溶いたたまごを入れ、軽くかき混ぜ火を止める
4 オリーブオイルと砕いたアーモンドを入れ完成

その他肌荒れ時に摂りたい食材

アボカド

森のバターとも呼ばれる栄養豊富な食材。ビタミンACEすべての栄養素が含まれています。また、体内で生成できないオレイン酸と呼ばれる栄養素もたくさん含まれており、血液がサラサラになる効果も。

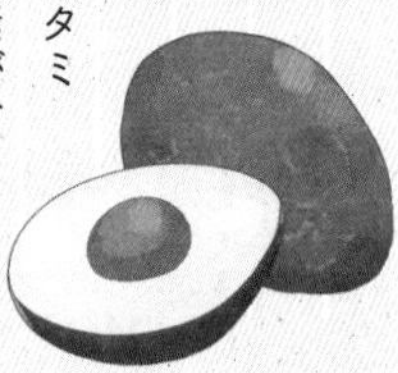

鶏レバー

ビタミンAの保有量が高く、少量で1日に必要なビタミンAを効率よく摂ることができる優れもの。ビタミンAは皮膚を健康に保つ効果があるといわれています。

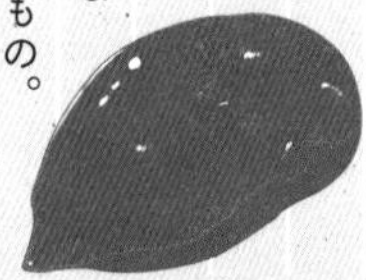

菜の花

ビタミン、ミネラルが豊富で特にビタミンCが多く含まれています。水溶性のビタミンなので溶け出した栄養素もいただけるスープが最適！

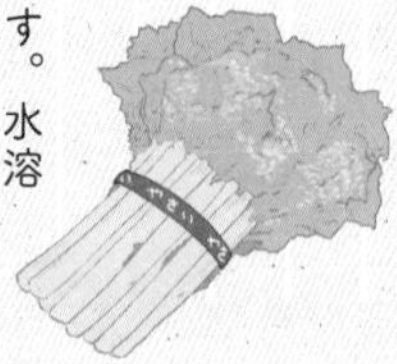

豆乳サーモンスープをグラタンアレンジ！

［作り方］

❶スープを具と汁に分け、具をフライパンに入れ火にかける

❷バターと小麦粉を❶に加え、全体が馴染んだら汁を数回に分けて入れる

❸グラタン皿に❷を移し、ピザ用チーズを乗せてトースターで加熱！チーズが溶けたら完成！

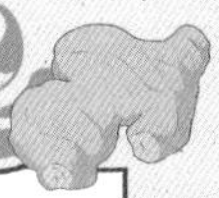

【第2章】冷え性

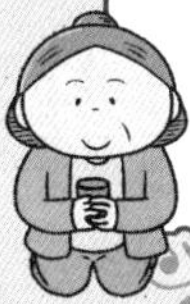

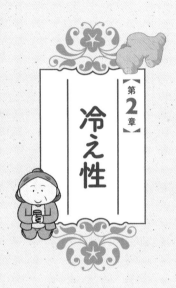

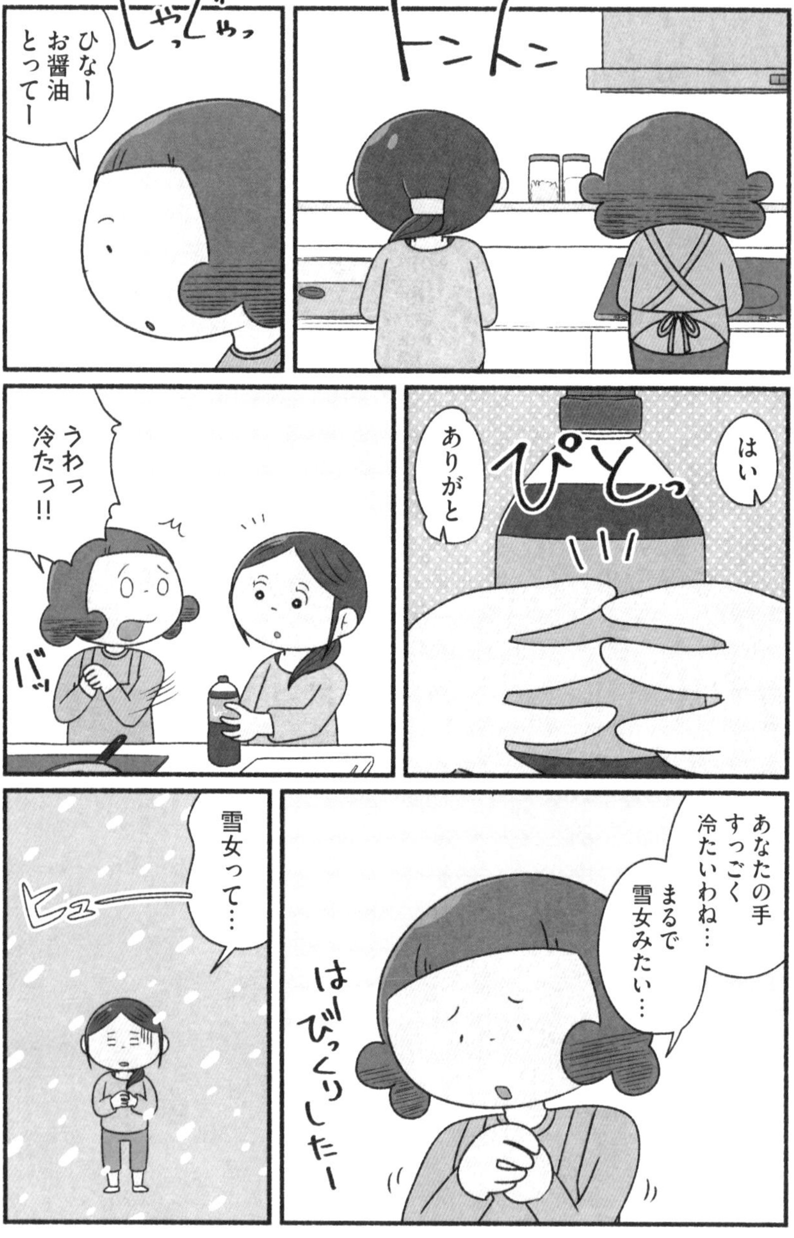
トントン
じゃっじゃっ
ひなー
お醤油
とってー
はい
ぴとっ
ありがと
うわっ
冷たっ!!
バッ
あなたの手
すっごく
冷たいわね…
まるで
雪女みたい…
はー
びっくりしたー
雪女って…
ヒュー

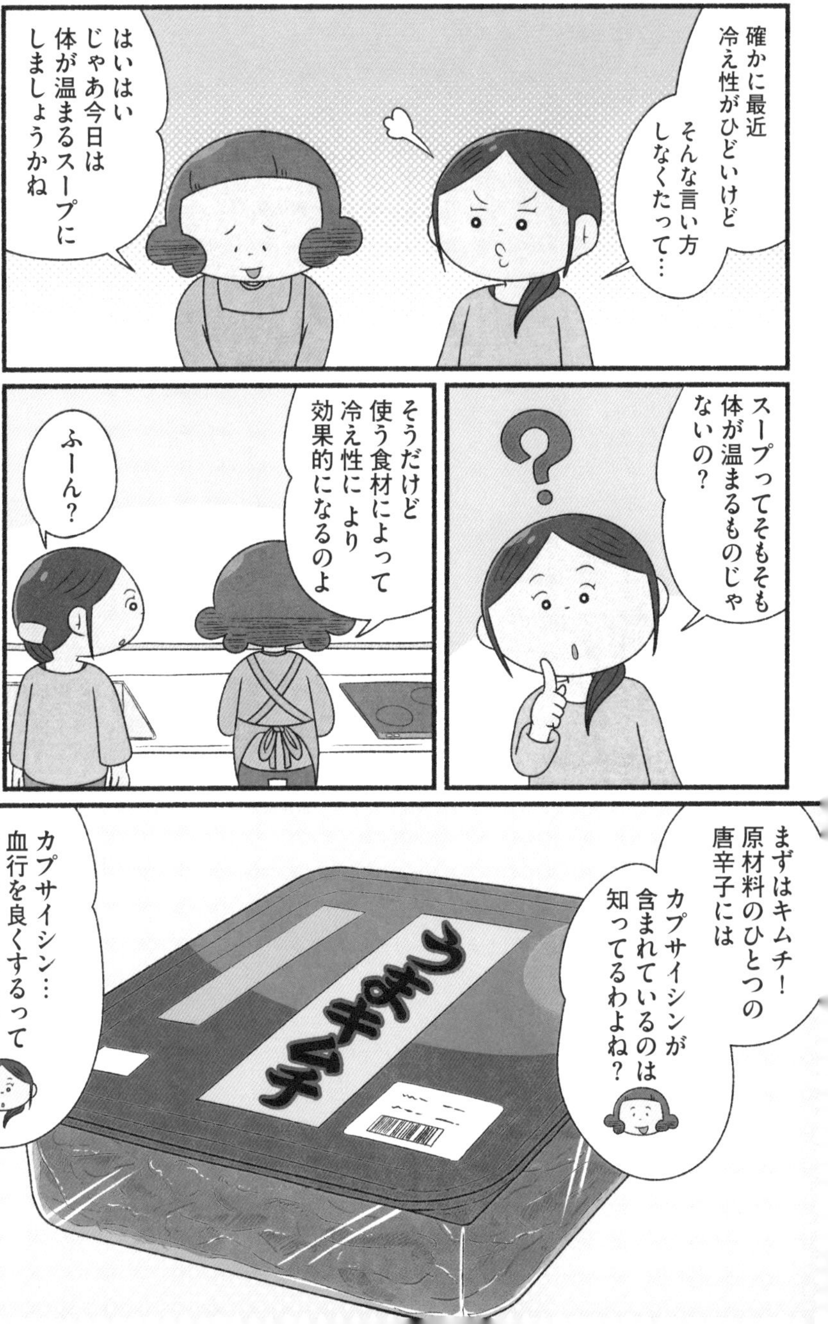
確かに最近
冷え性がひどいけど
そんな言い方
しなくたって…
はいはい
じゃあ今日は
体が温まるスープに
しましょうかね
スープってそもそも
体が温まるものじゃ
ないの？
そうだけど
使う食材によって
冷え性に より
効果的になるのよ
ふーん？
まずはキムチ！
原材料のひとつの
唐辛子には
カプサイシンが
含まれているのは
知ってるわよね？
カプサイシン…
血行を良くするって
聞いたことあるかも

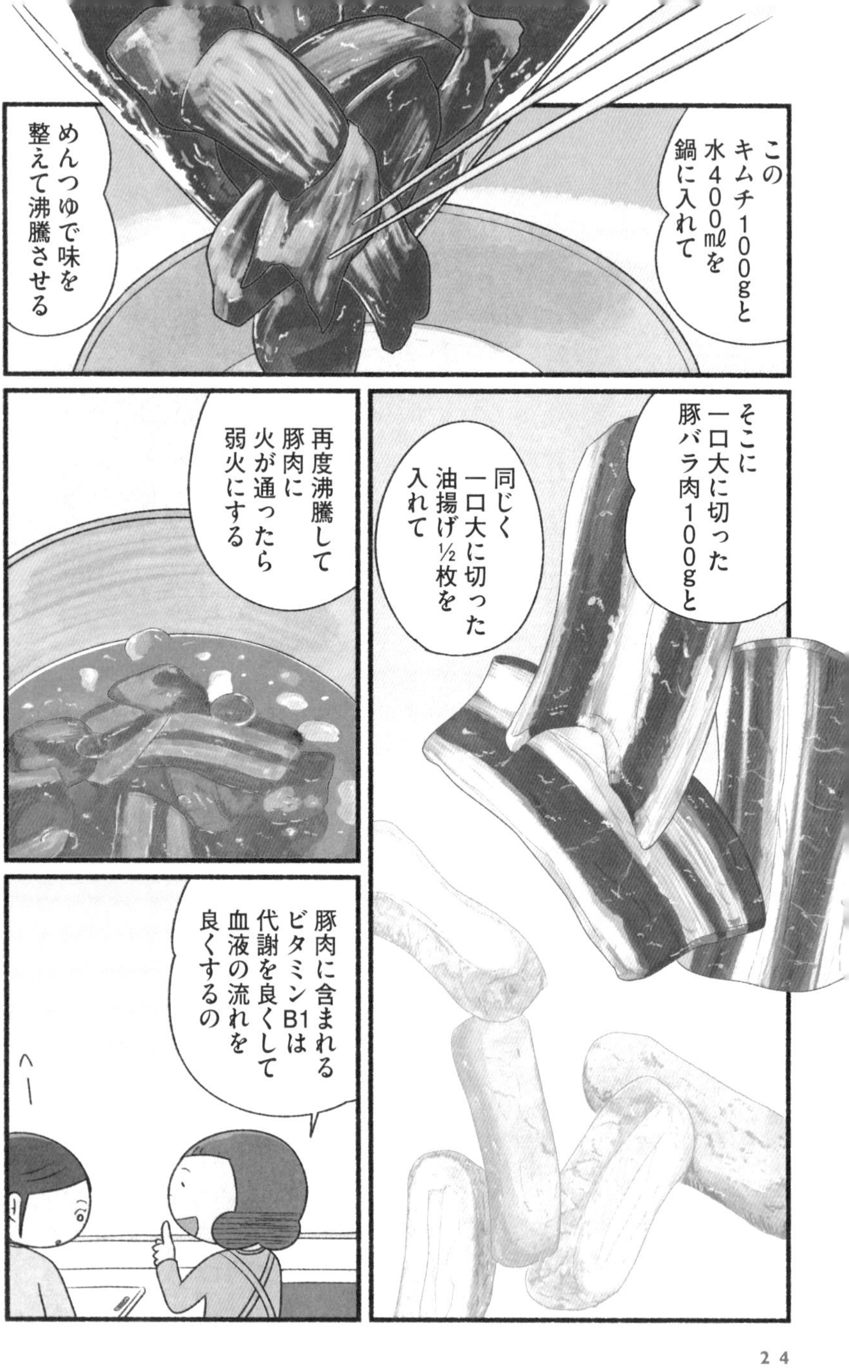
このキムチ100gと水400㎖を鍋に入れて
めんつゆで味を整えて沸騰させる
そこに一口大に切った豚バラ肉100gと
同じく一口大に切った油揚げ½枚を入れて
再度沸騰して豚肉に火が通ったら弱火にする
豚肉に含まれるビタミンB1は代謝を良くして血液の流れを良くするの
へー

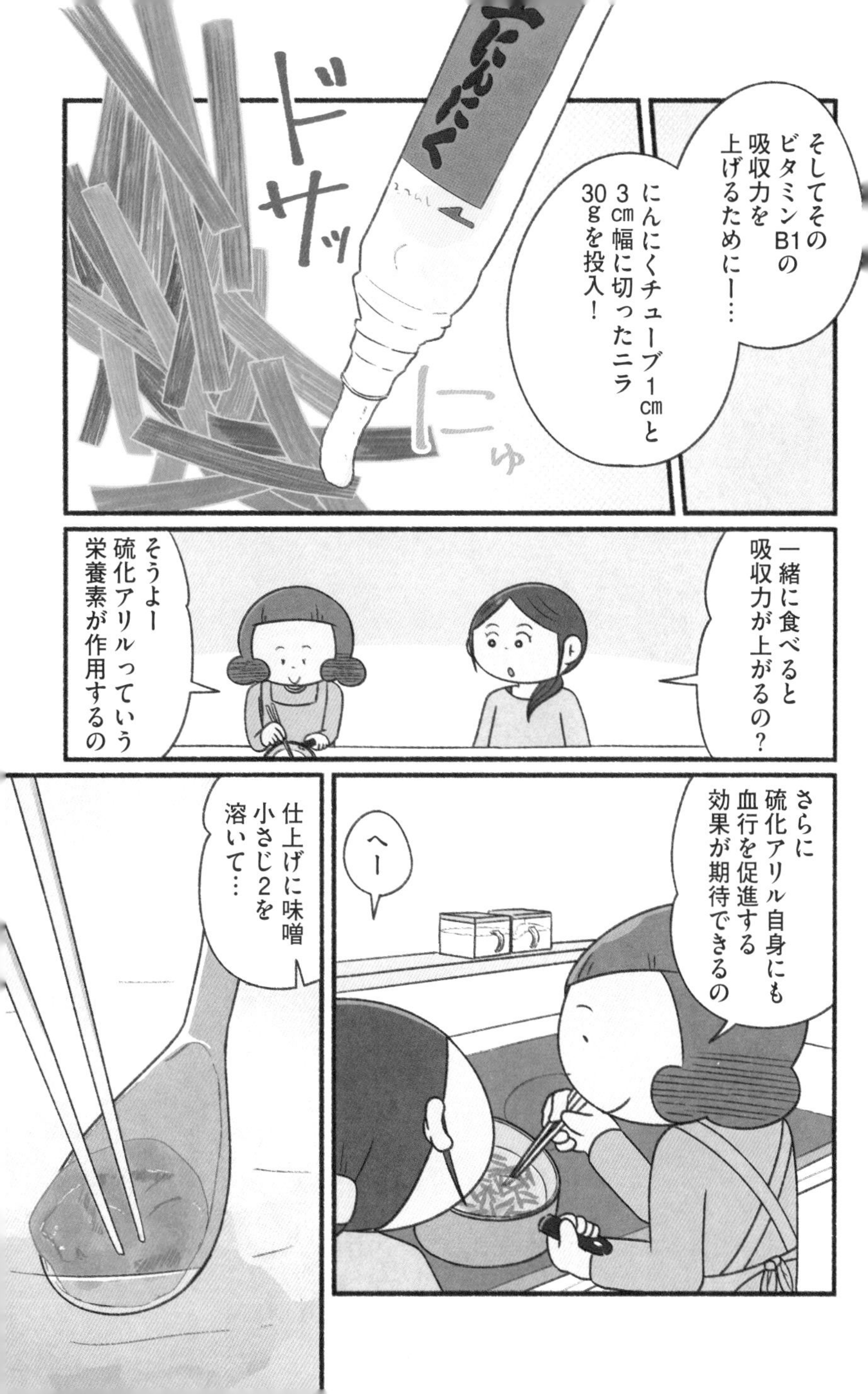

にんにく
ドサッ
にゅ
そしてそのビタミンB1の吸収力を上げるためにー…
にんにくチューブ1cmと3cm幅に切ったニラ30gを投入！
一緒に食べると吸収力が上がるの？
そうよー硫化アリルっていう栄養素が作用するの
さらに硫化アリル自身にも血行を促進する効果が期待できるの
へー
仕上げに味噌小さじ2を溶いて…

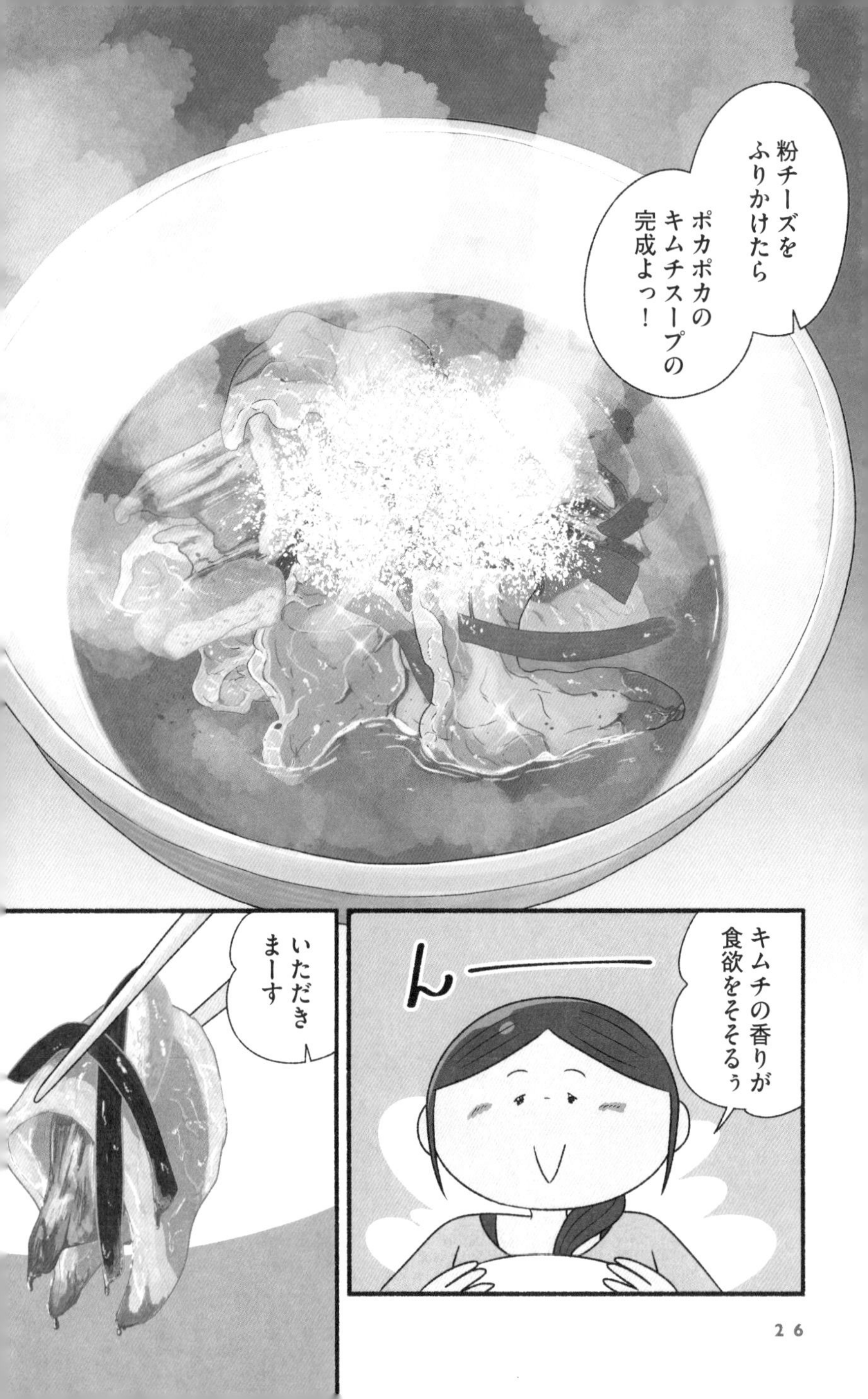
粉チーズをふりかけたらポカポカのキムチスープの完成よっ！
キムチの香りが食欲をそそるぅ
んーー
いただきまーす

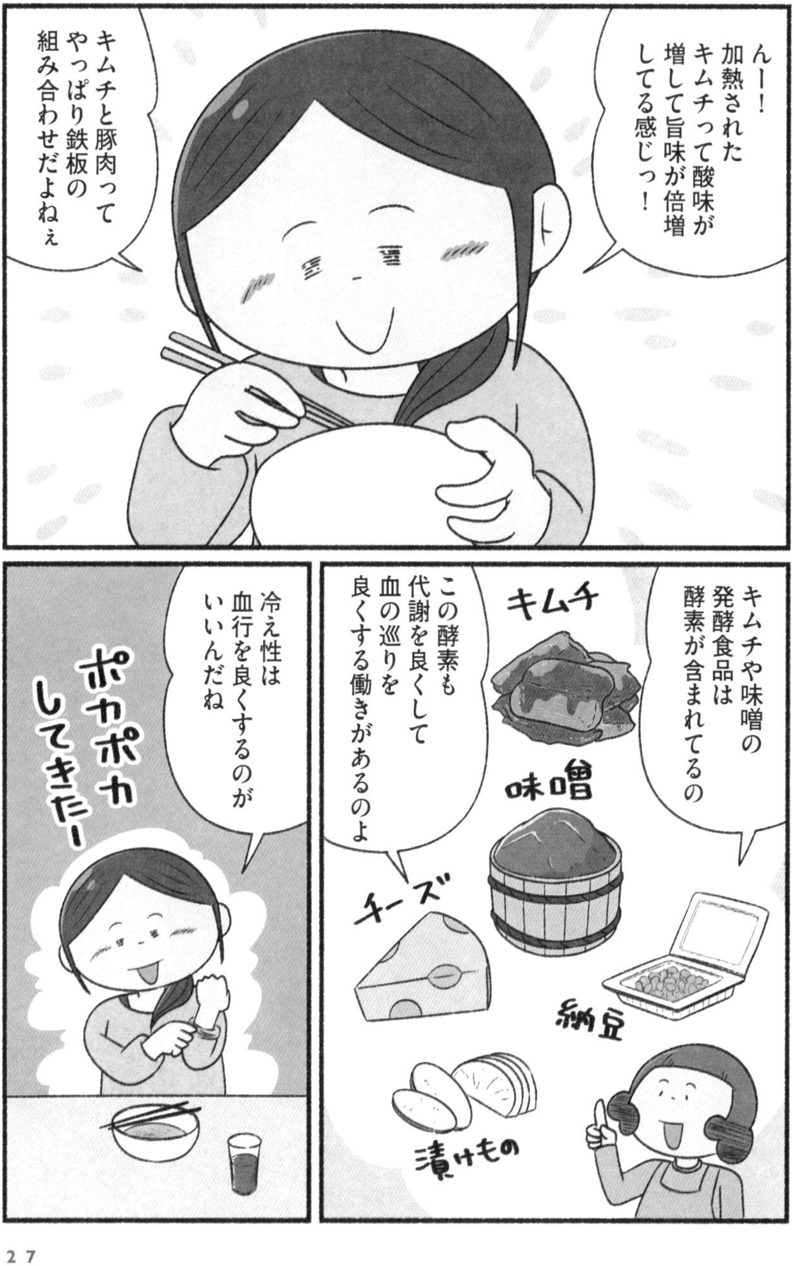
んー！
加熱された
キムチって酸味が
増して旨味が倍増
してる感じっ！
キムチと豚肉って
やっぱり鉄板の
組み合わせだよねぇ
キムチや味噌の
発酵食品は
酵素が含まれてるの
キムチ
味噌
この酵素も
代謝を良くして
血の巡りを
良くする働きがあるのよ
チーズ
納豆
漬けもの
冷え性は
血行を良くするのが
いいんだね
ポカポカ
してきたー

体を温める食材❶

豚肉

牛肉に比べてビタミンB1が豊富に含まれています。ビタミンB1は糖質をエネルギーに変え血行を良くする働きがあります。

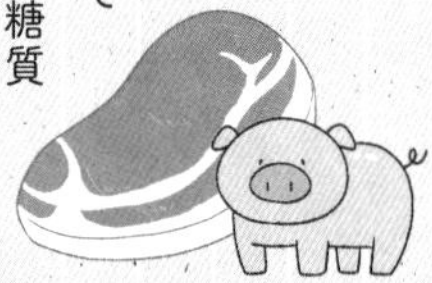

とうがらし

とうがらしに含まれる辛味成分のひとつカプサイシンは、代謝の促進作用があるとされています。また、一時的に体温を上げる効果もあります。

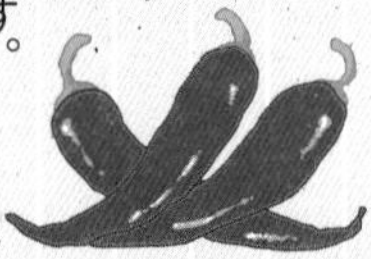

にんにく

血流を良くするといわれるアリシンという成分を含んでいます。新陳代謝をアップさせる効果があるとされています。

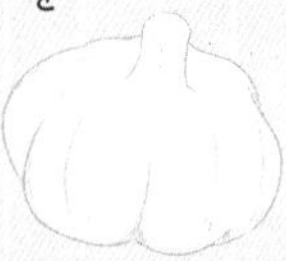

ニラ

にんにくと同じくアリシンを含んでおり血行を良くする効果が期待できます。またビタミンB1の吸収を促進する作用もあるため、ビタミンB1を多く含む豚肉と一緒に食べるのがおすすめです。

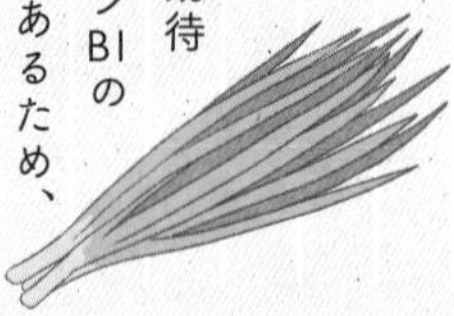

体の芯からあったか〜い！

ぽかぽかキムチスープ

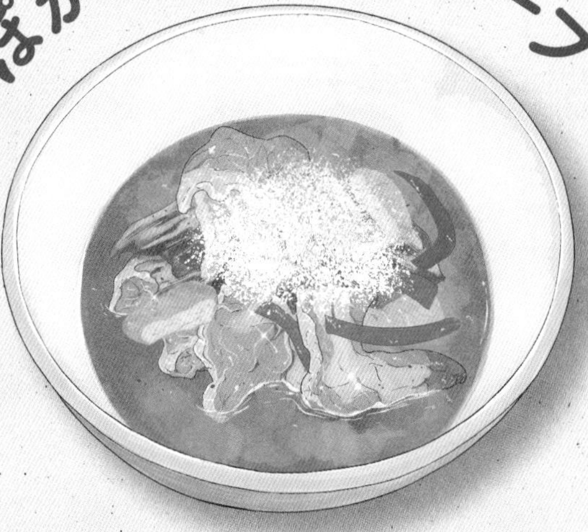

［材料（2人分）］

◉水…400ml　◉めんつゆ…大さじ1　◉キムチ…100g　◉豚バラ肉…100g
◉油揚げ…1/2枚　◉ニラ…30g　◉にんにくチューブ…1cm
◉味噌…小さじ2　◉粉チーズ…適量

［作り方］

1. 豚バラ肉を一口大に切る。油揚げは細切りにし、ニラは3cmくらいのざく切りにしておく
2. 鍋に水とキムチ、めんつゆを入れ、強火で沸騰させる
3. 豚バラ肉と油揚げを2に入れ、豚肉に火が通ったら弱火にする
4. にんにくチューブとニラを加え味噌を溶き入れる
5. 仕上げに粉チーズをふりかけて完成

体を温める食材❷

かぼちゃ

ビタミン、ミネラル、食物繊維がバランス良く含まれています。中でもビタミンEは毛細血管を広げ血流を良くする働きがあり、体を温める効果が期待できます。

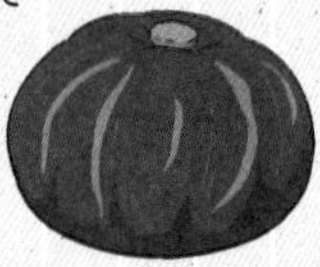

にんじん

かぼちゃと同じくビタミンEが多く含まれており、体を温める効果が期待できます。また、ビタミンAも豊富で血行を促す働きがあります。

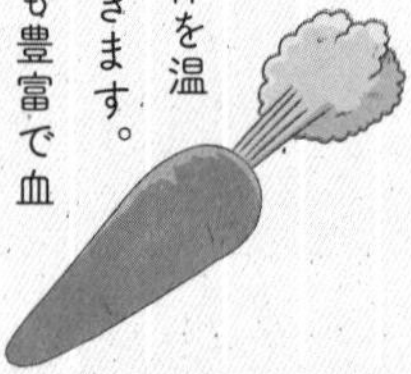

れんこん

土の中で育った根菜類は、水分が少なくビタミンやミネラルが豊富に含まれているため、体を温める効果が期待できます。れんこんも根菜類のひとつで体を温めたい時に食べたい食材です。

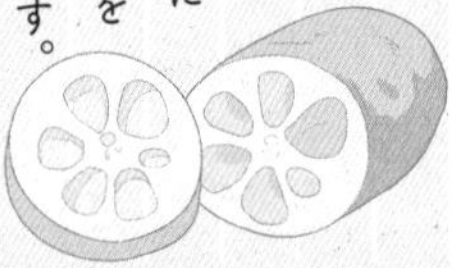

生姜

ショウガオールという辛味成分が血流を促進し体を温めるとされています。

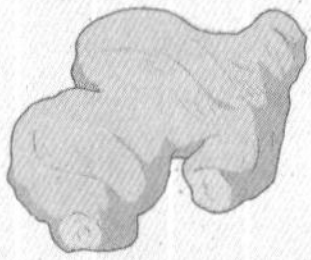

食べるスープで元気いっぱい！

たっぷり根菜スープ

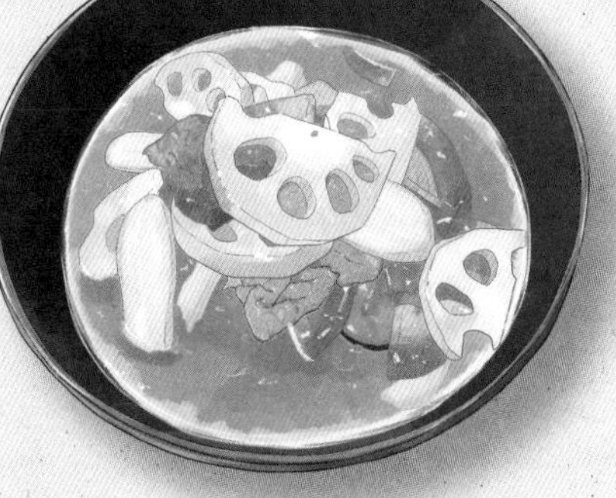

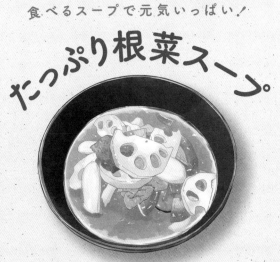

［材料（2人分）］

◉水…400ml　◉味噌…大さじ1　◉だしの素…小さじ1　◉ごま油…小さじ1
◉みりん…小さじ1　◉かぼちゃ…100g　◉にんじん…80g　◉れんこん…80g
◉ごぼう…100g　◉エリンギ…80g　◉豚肉（こま肉、バラ肉など）…100g
◉生姜（チューブ）…約1cm

［作り方］

1. かぼちゃはラップをし、500wのレンジで3分加熱した後一口大に切る
2. にんじんは皮をむき、厚さ1cmほどのいちょう切りにする
3. れんこんは皮をむき、厚さ1cmほどの半月切りにして酢水にさらしておく
4. ごぼうは皮をむき、そぎ切りにして水にさらしておく
5. エリンギは石づきをとり、ほぐしておく
6. 鍋に水とだしの素、1 2 3 4を入れ火にかける
7. 沸騰したら5と豚肉と生姜を入れ具材が柔らかくなるまで煮込む
8. 全体的に火が通ったら味噌を溶き入れ、ごま油とみりんを入れてひと煮立ちさせて完成

体を冷やす食材

レタスやキャベツ、ほうれん草などの葉物野菜は寒涼性の食材に分類され、体を冷やすといわれています。
また、トマトやきゅうりなど夏が旬の野菜も体を冷やす効果があります。

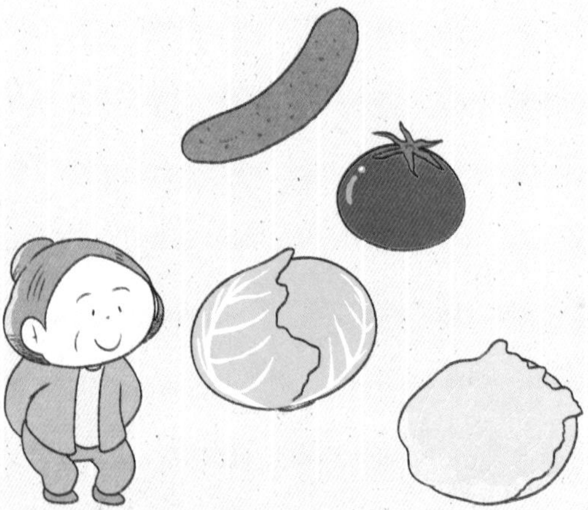

ぽかぽかキムチスープアレンジレシピ！

余ったキムチスープに豆腐を入れて少し煮込んだ後、たまごを入れればスンドゥブ風チゲスープに早変わり！　ご飯やうどんを入れてもおいしいよ！

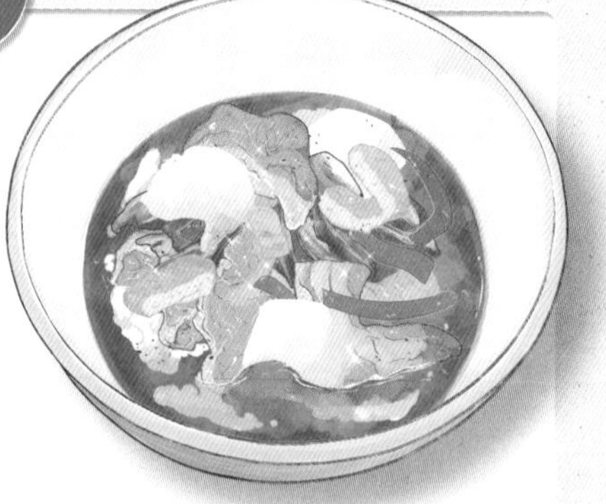

第3章 お腹の不調

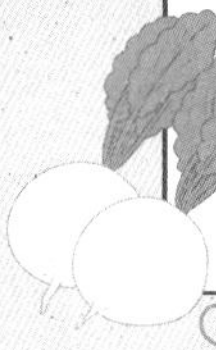

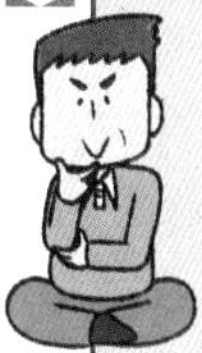

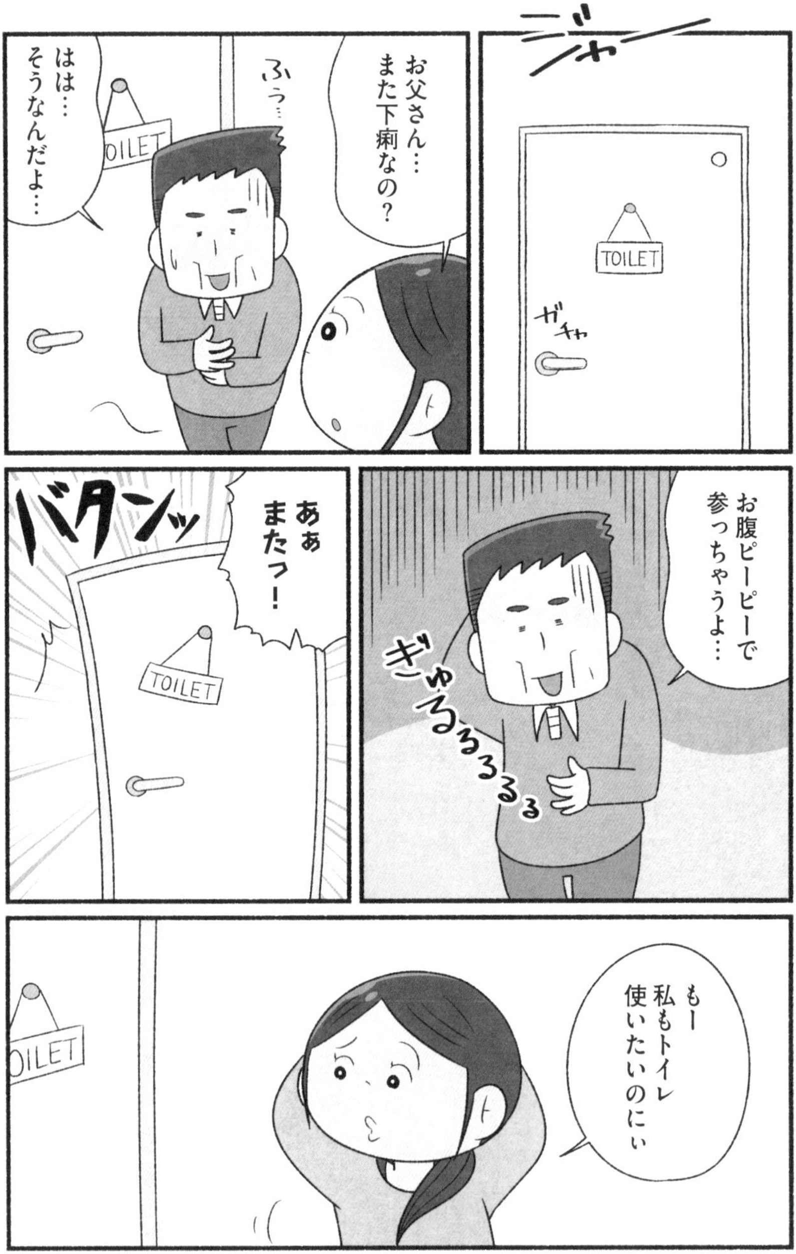
ジャー
TOILET
ガチャ
お父さん…また下痢なの？
ふぅ…
TOILET
はは…そうなんだよ…
お腹ピーピーで参っちゃうよ…
ぎゅるるるるる
バタンッ
TOILET
あぁまたっ！
TOILET
もー私もトイレ使いたいのにぃ

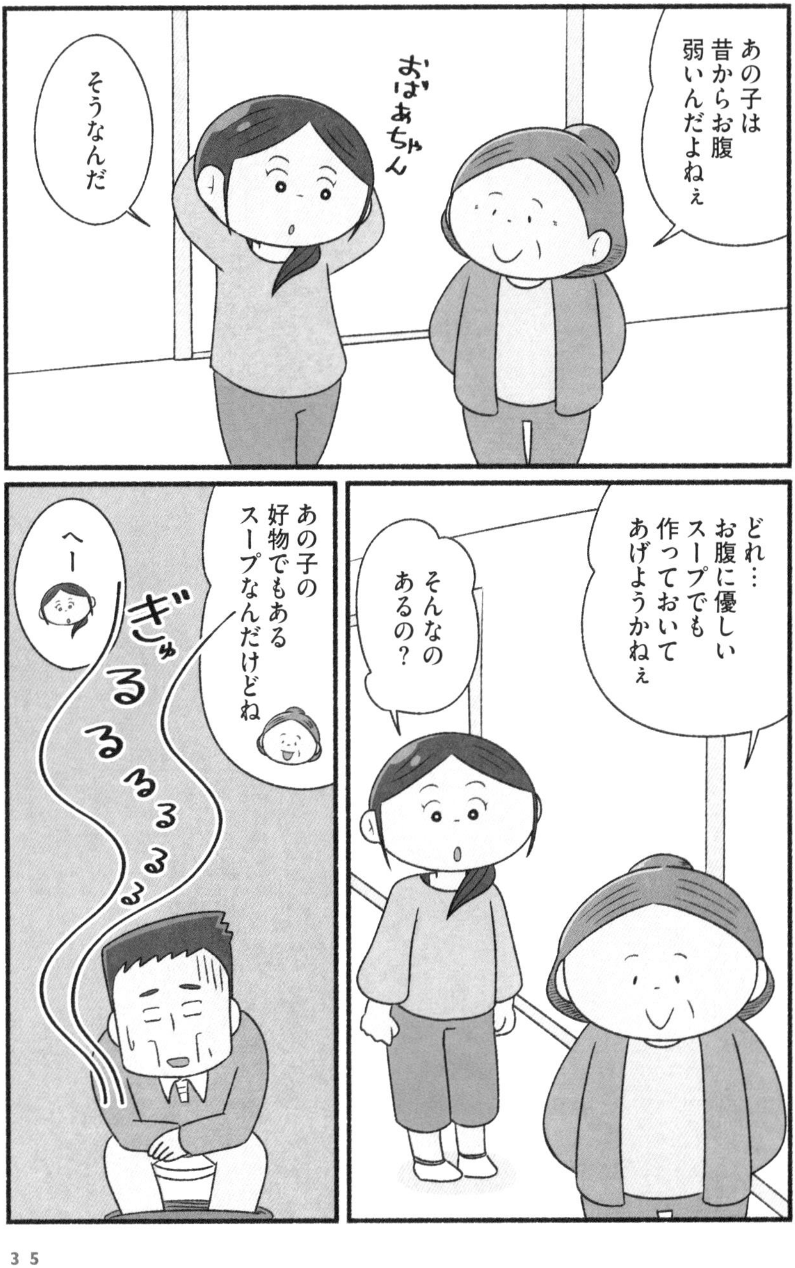
あの子は
昔からお腹
弱いんだよねぇ
おばあちゃん
そうなんだ
どれ…
お腹に優しい
スープでも
作っておいて
あげようかねぇ
そんなの
あるの？
あの子の
好物でもある
スープなんだけどね
へー
ぎゅるるるるるる

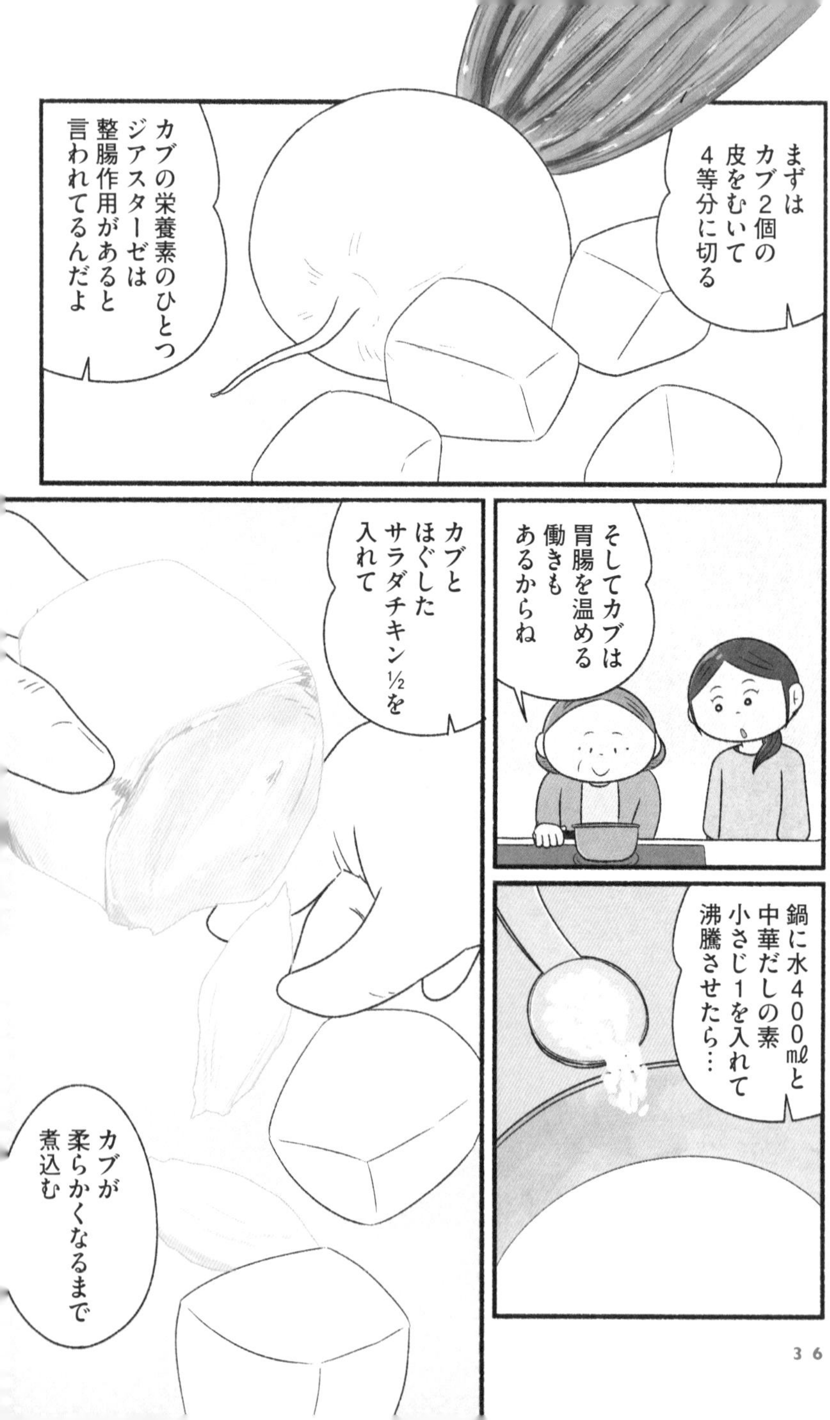
まずはカブ2個の皮をむいて4等分に切る
カブの栄養素のひとつジアスターゼは整腸作用があると言われてるんだよ
そしてカブは胃腸を温める働きもあるからね
鍋に水400mℓと中華だしの素小さじ1を入れて沸騰させたら…
カブとほぐしたサラダチキン½を入れて
カブが柔らかくなるまで煮込む

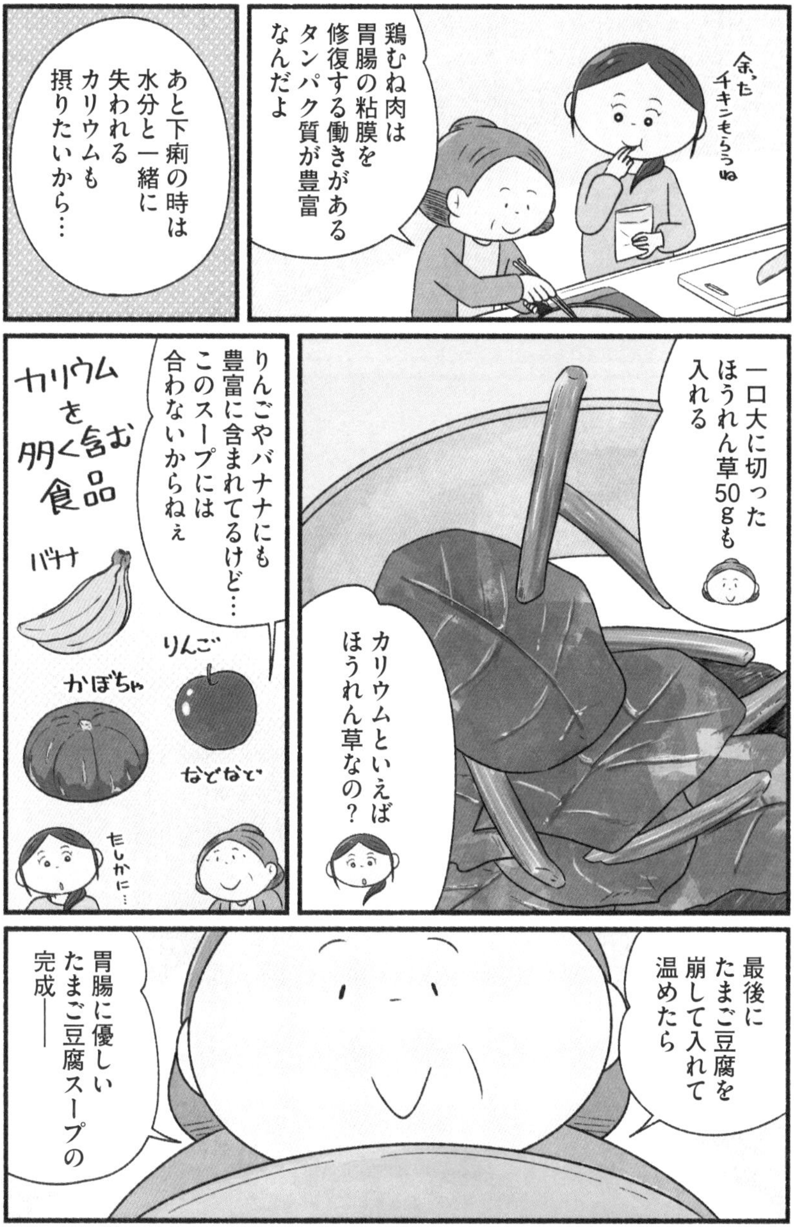
鶏むね肉は
胃腸の粘膜を
修復する働きがある
タンパク質が豊富
なんだよ
余ったチキンもらうね
あと下痢の時は
水分と一緒に
失われる
カリウムも
摂りたいから…
一口大に切った
ほうれん草50gも
入れる
カリウムといえば
ほうれん草なの？
りんごやバナナにも
豊富に含まれてるけど…
このスープには
合わないからねぇ
カリウムを多く含む食品
バナナ
りんご
かぼちゃ
などなど
たしかに…
最後に
たまご豆腐を
崩して入れて
温めたら
胃腸に優しい
たまご豆腐スープの
完成——

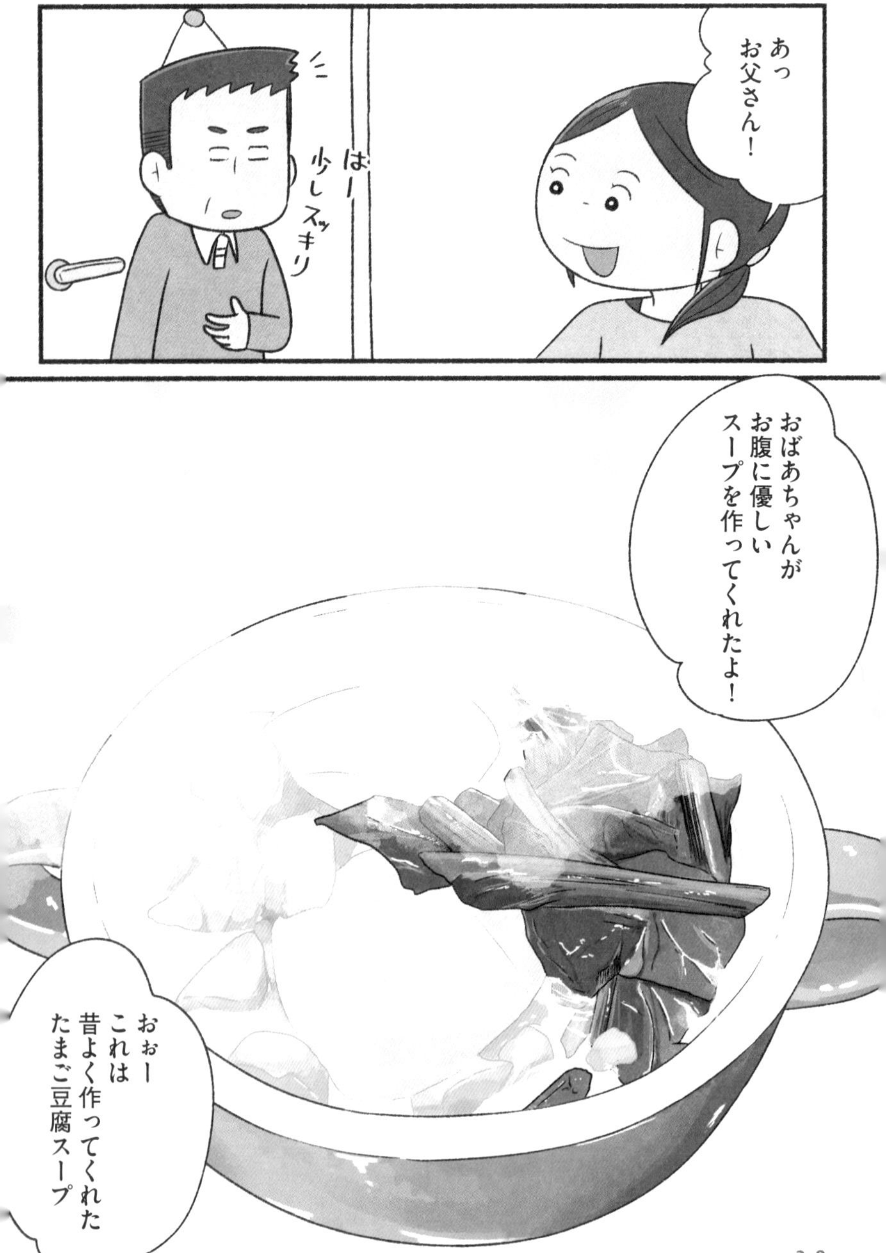
あっ お父さん！
はー
少しスッキリ
おばあちゃんが お腹に優しい スープを作ってくれたよ！
おぉー これは 昔よく作ってくれた たまご豆腐スープ

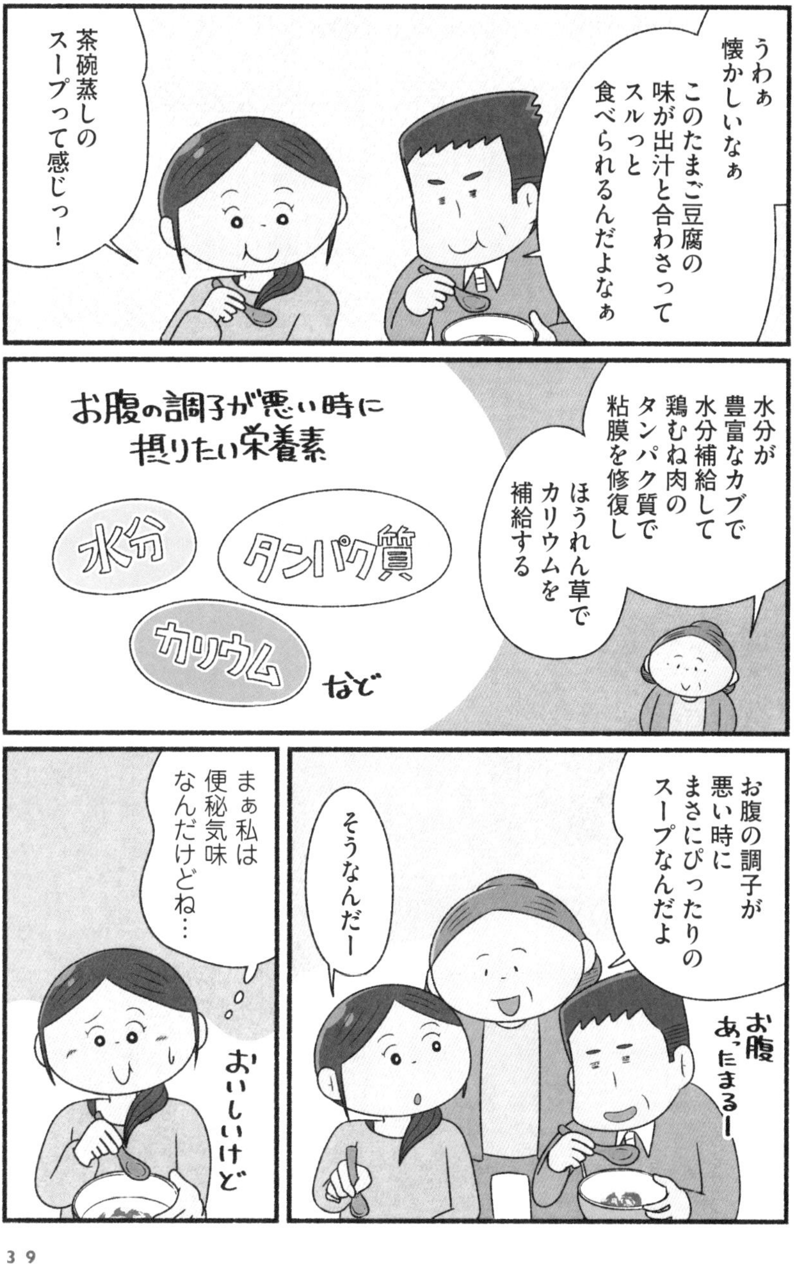
うわぁ 懐かしいなぁ このたまご豆腐の味が出汁と合わさってスルっと食べられるんだよなぁ
茶碗蒸しのスープって感じっ！
水分が豊富なカブで水分補給して鶏むね肉のタンパク質で粘膜を修復し ほうれん草でカリウムを補給する
お腹の調子が悪い時に摂りたい栄養素
水分
タンパク質
カリウム
など
お腹の調子が悪い時にまさにぴったりのスープなんだよ
そうなんだー
お腹あったまるー
まぁ私は便秘気味なんだけどね…
おいしいけど

胃腸を整える食材

たまご

良質なタンパク質やビタミンが豊富に含まれているため効率良く栄養を補給できます。生のままだと消化が良くないので加熱して食べるのがおすすめです。

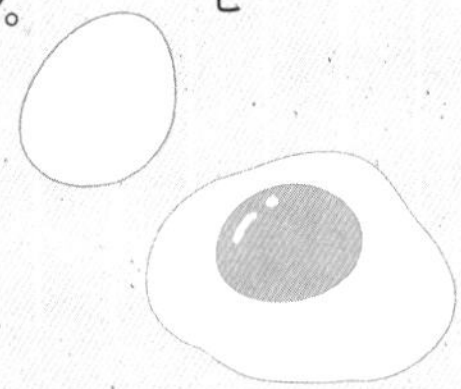

鶏肉

タンパク質が豊富に含まれています。タンパク質には胃の粘膜を修復する働きがあり、胃の調子を整えます。脂身の少ないささみやむね肉がおすすめです。

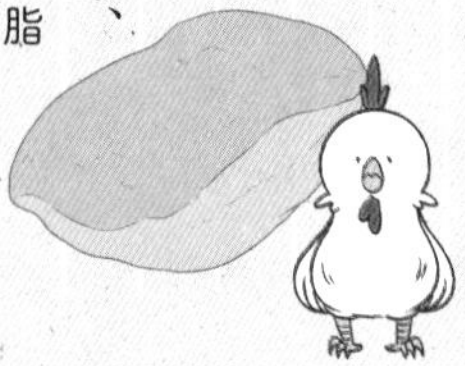

ほうれん草

胃腸の調子が悪い時は繊維の少ない食材が適しています。ほうれん草は繊維が少なくカリウムが豊富。下痢で水分とともに失われたカリウムを補充できます。

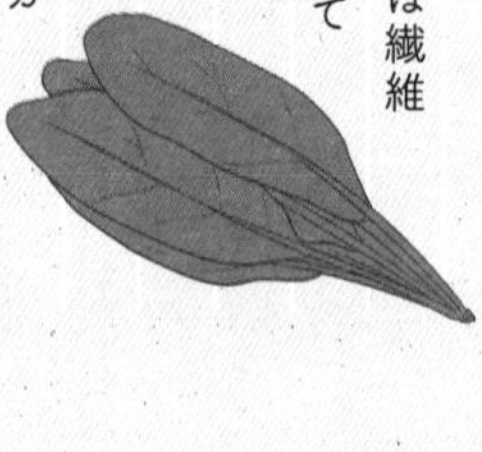

カブ

カブに含まれる栄養素のひとつ「ジアスターゼ」には整腸作用があるといわれています。柔らかく煮込むことで消化も良くなるのでおすすめです。

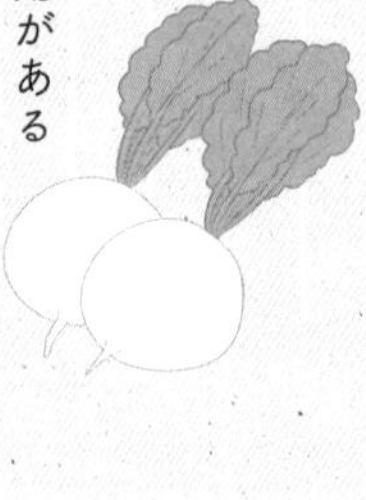

やさしい味わいが染みる！

たまご豆腐スープ

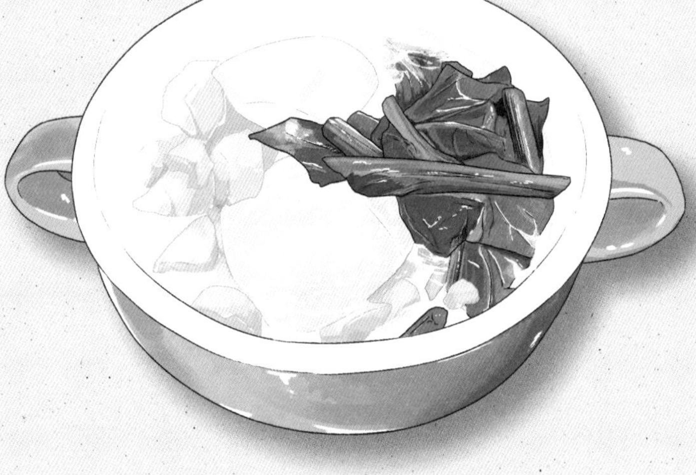

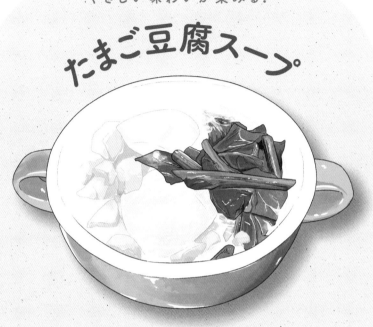

[材料（2人分）]

◉水…400ml　◉カブ…2個　◉たまご豆腐（付属のタレも含む）…2個
◉ほうれん草…50g　◉サラダチキン…1/2個　◉中華だしの素…小さじ1

[作り方]

1 カブは葉の部分を落とし、皮をむき4等分に切る
2 ほうれん草は一口大に切っておく
3 鍋に水と中華だしの素を入れ、沸騰させる
4 サラダチキン1/2をほぐしながら3に入れ、1も入れ煮込む
5 カブが柔らかくなったら2を加える
6 たまご豆腐を崩して加え、付属のタレも入れて再度沸騰したら完成

便通を良くする食材

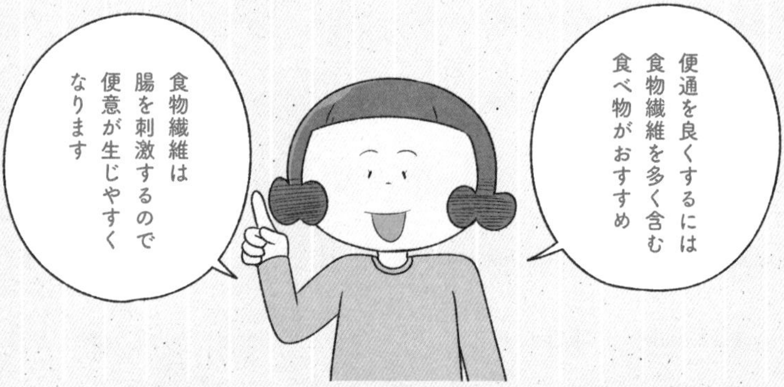
便通を良くするには
食物繊維を多く含む
食べ物がおすすめ
食物繊維は
腸を刺激するので
便意が生じやすく
なります

海藻類

水溶性食物繊維が豊富に含まれています。発酵性のある水溶性食物繊維は、大腸内で善玉菌を増やし腸内環境を整えてくれます。

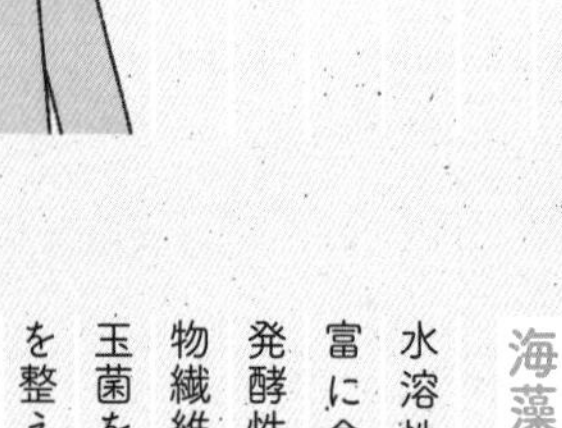

きのこ類

不溶性食物繊維が多く含まれています。不溶性食物繊維は、水分を吸収して膨らむため大腸を刺激し腸の動きを活発にする働きがあります。

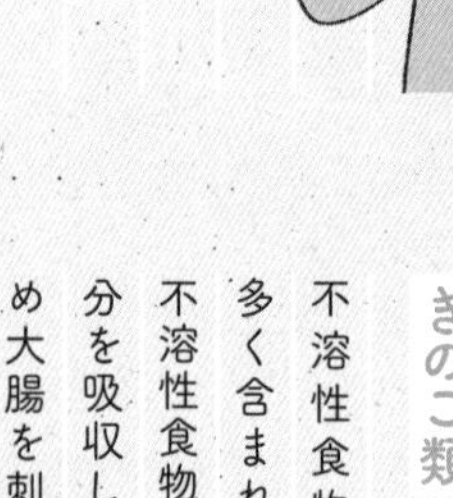

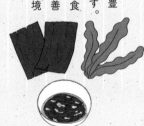

ねばねばが肝！

海藻ねばとろスープ

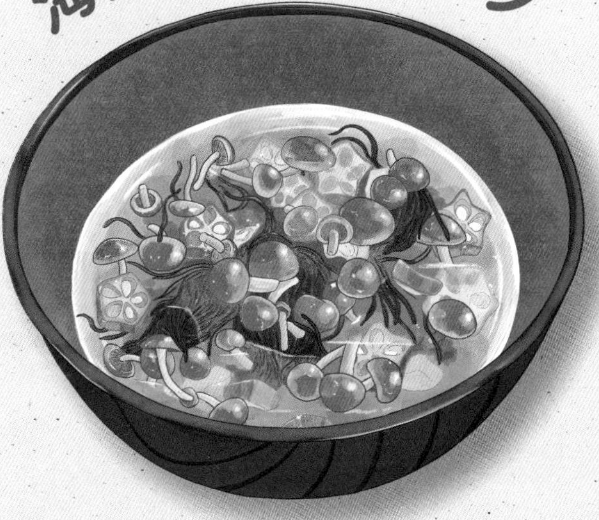

［材料（2人分）］

◉水…350ml　◉なめこ…1袋（約100g）　◉もずく…1パック

◉わかめ…小さじ1　◉オクラ…1パック　◉ポン酢…大さじ1

◉昆布つゆ…小さじ1　◉顆粒だし…小さじ1

［作り方］

1 なめこは軽く水で洗っておく

2 オクラは塩少々をふりかけ、上下に転がしうぶ毛を取り除き、水洗いし薄い輪切りにする

3 鍋に水を入れ沸騰させ、なめこを入れる

4 再び沸騰したらもずくを汁ごと入れ、わかめと2も加える

5 仕上げにポン酢、昆布つゆ、顆粒だしを加え少し煮立てたら完成

カブの葉は栄養たっぷり！

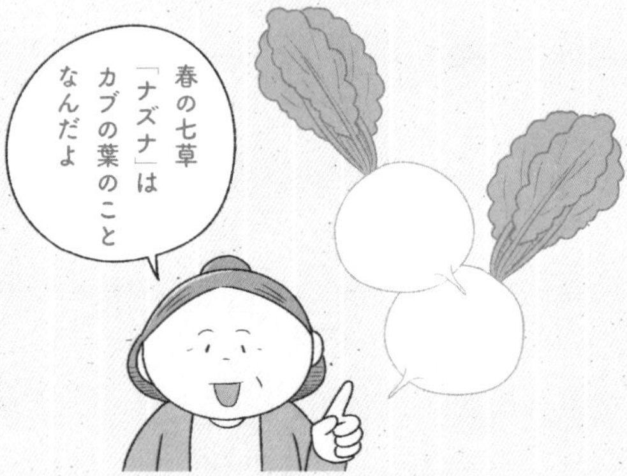
春の七草「ナズナ」はカブの葉のことなんだよ

カブの葉は根よりも栄養が豊富で、ビタミンや食物繊維等も根より葉の方に多く含まれています。また、タンパク質やβカロテンは葉にしか含まれていません。根の部分だけでなく葉も積極的に食べたい一品です。

カブの葉で簡単ふりかけ

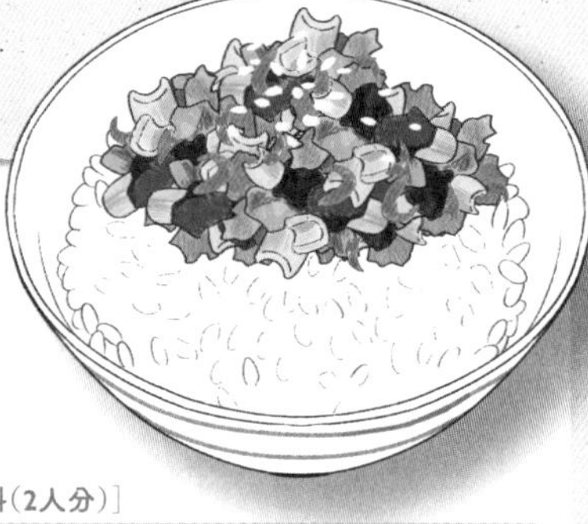

［作り方］

❶カブの葉は細かく切り塩を振って軽く揉む

❷10分ほど置いた❶を絞り水気をよく切る

❸フライパンに❷と残りの材料を入れ炒め全体的に火が通ったら完成

［材料（2人分）］

- カブの葉…2束分
- 塩…小さじ1
- ごま油…小さじ1
- にんにくチューブ…1cm
- 醤油…小さじ1
- 豆板醤…小さじ1
- 干しエビ…大さじ1
- いりごま…大さじ1

第4章

快眠&疲労回復

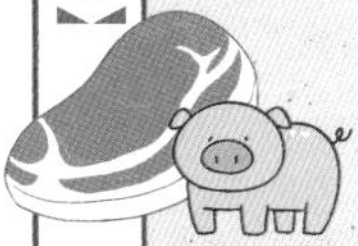

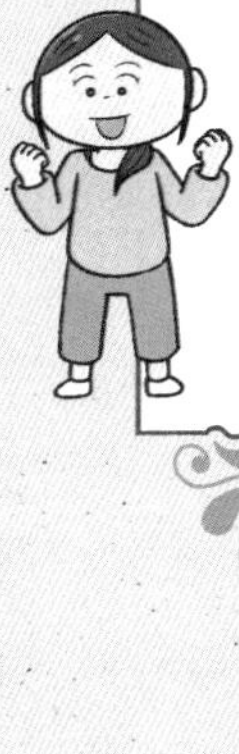

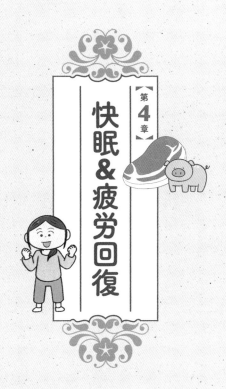

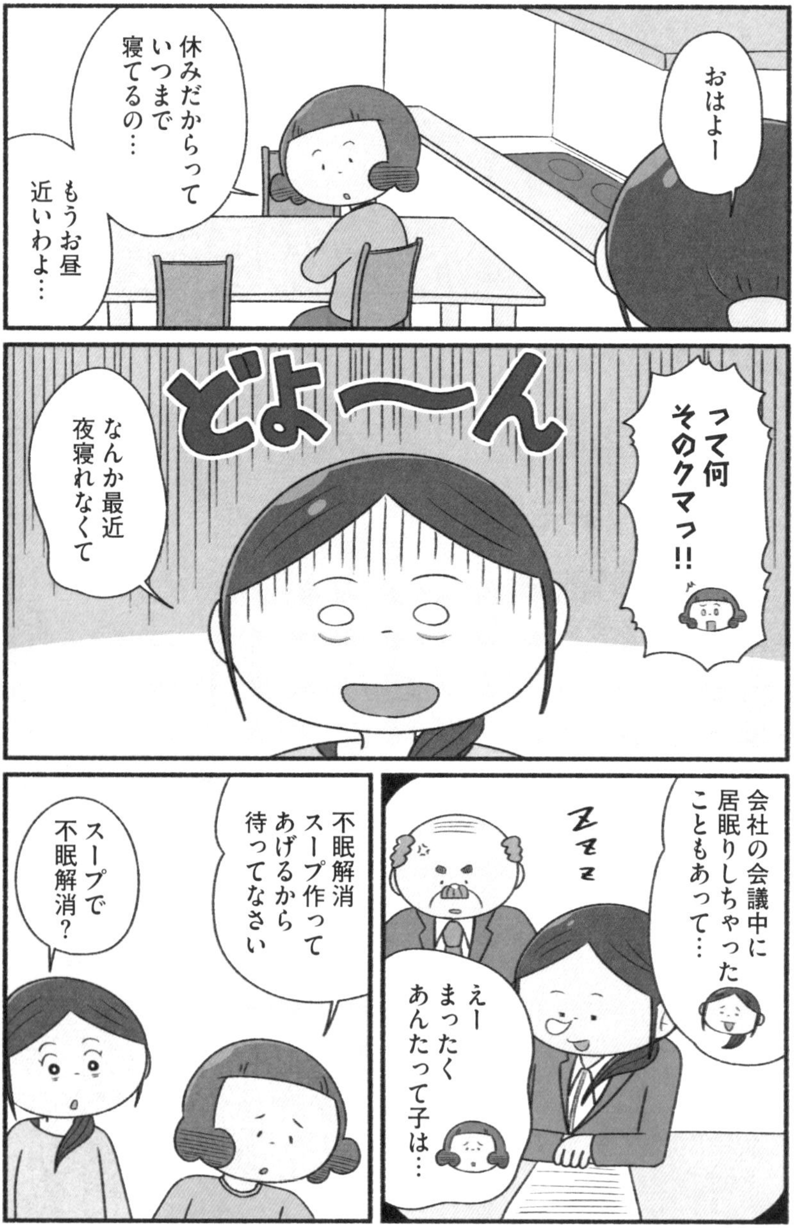

おはよー
休みだからって いつまで 寝てるの…
もうお昼 近いわよ…
どよーん
って何 そのクマっ!!
なんか最近 夜寝れなくて
会社の会議中に 居眠りしちゃった こともあって…
ZZZ
えー まったく あんたって子は…
不眠解消 スープ作って あげるから 待ってなさい
スープで 不眠解消?

栄養素	効果
グリシン	深部体温を下げ、睡眠の質を向上させる働きがある。
トリプトファン	睡眠時に分泌されるセロトニンを作り出す材料となる。
セロトニン	神経を落ち着かせ、リラックスさせる。誘眠ホルモンであるメラトニンを分泌させる。
GABA	興奮を抑え、心身をリラックスさせる。

不眠にはこれらの栄養素！

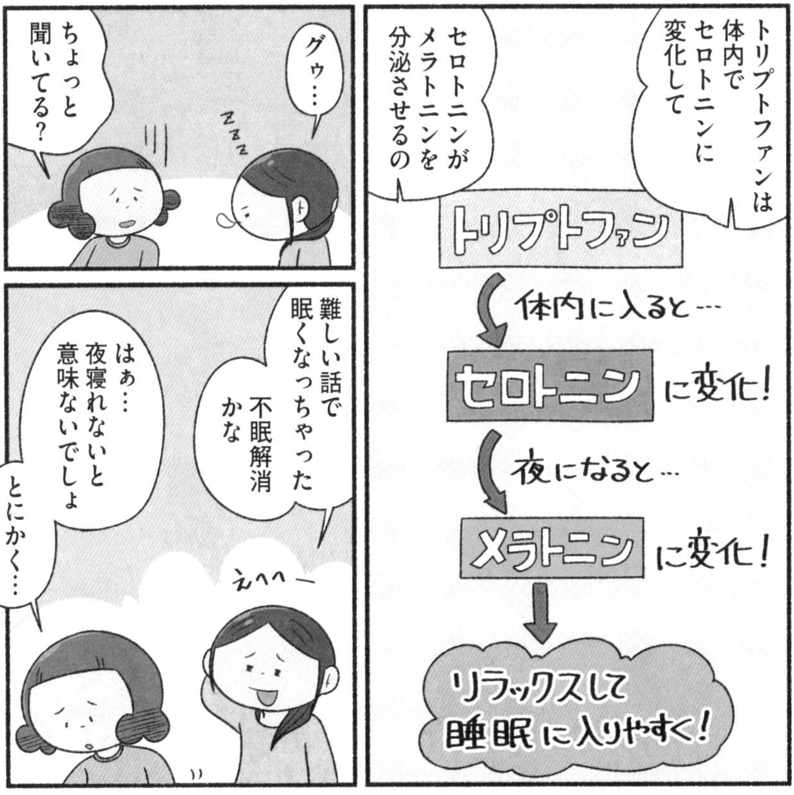

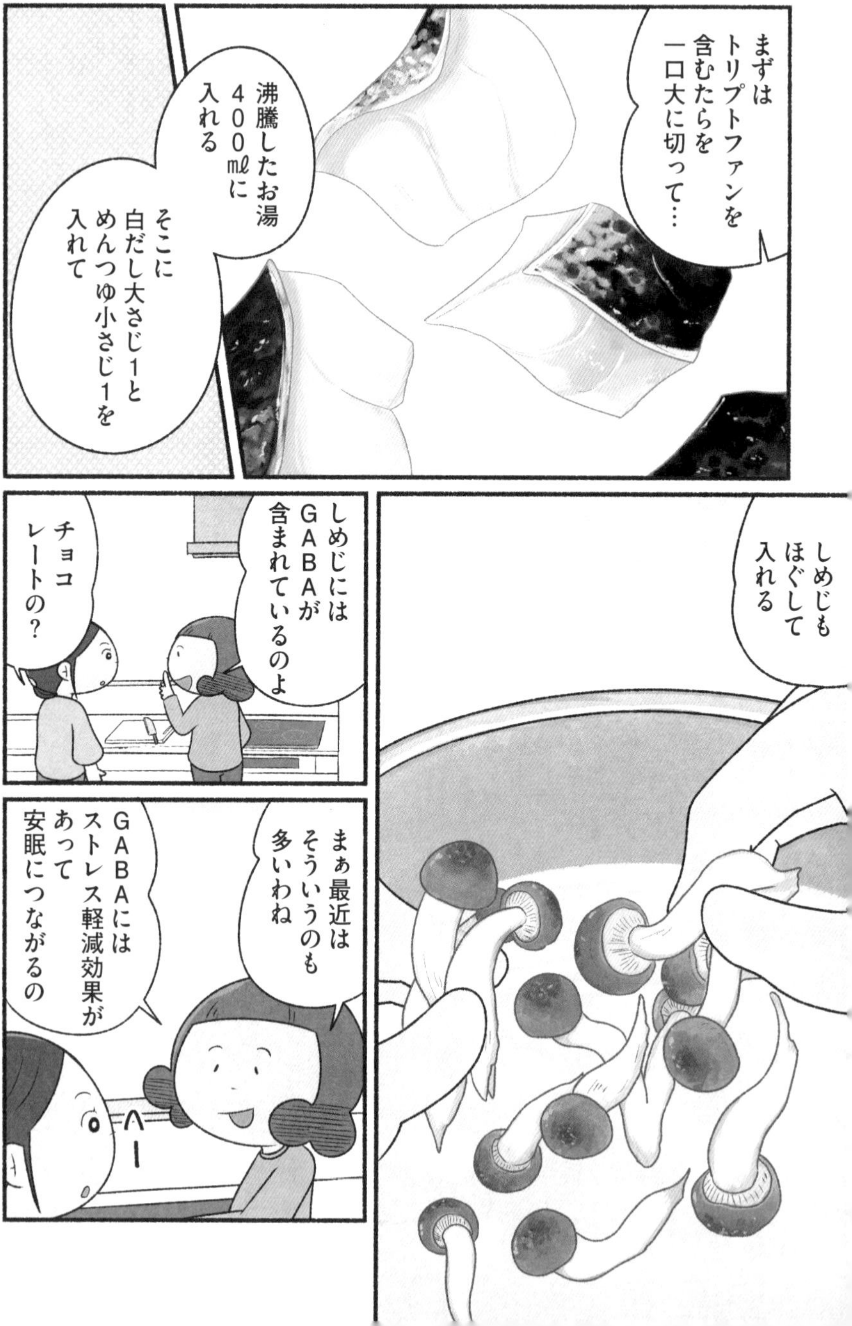
まずはトリプトファンを含むたらを一口大に切って…
沸騰したお湯400㎖に入れる
そこに白だし大さじ1とめんつゆ小さじ1を入れて
しめじもほぐして入れる
しめじにはGABAが含まれているのよ
チョコレートの？
まぁ最近はそういうのも多いわね
GABAにはストレス軽減効果があって安眠につながるの
へー

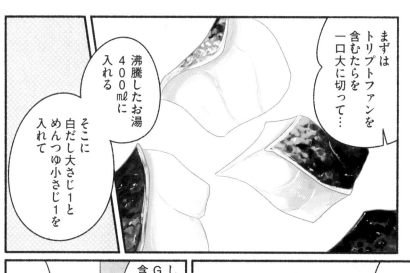

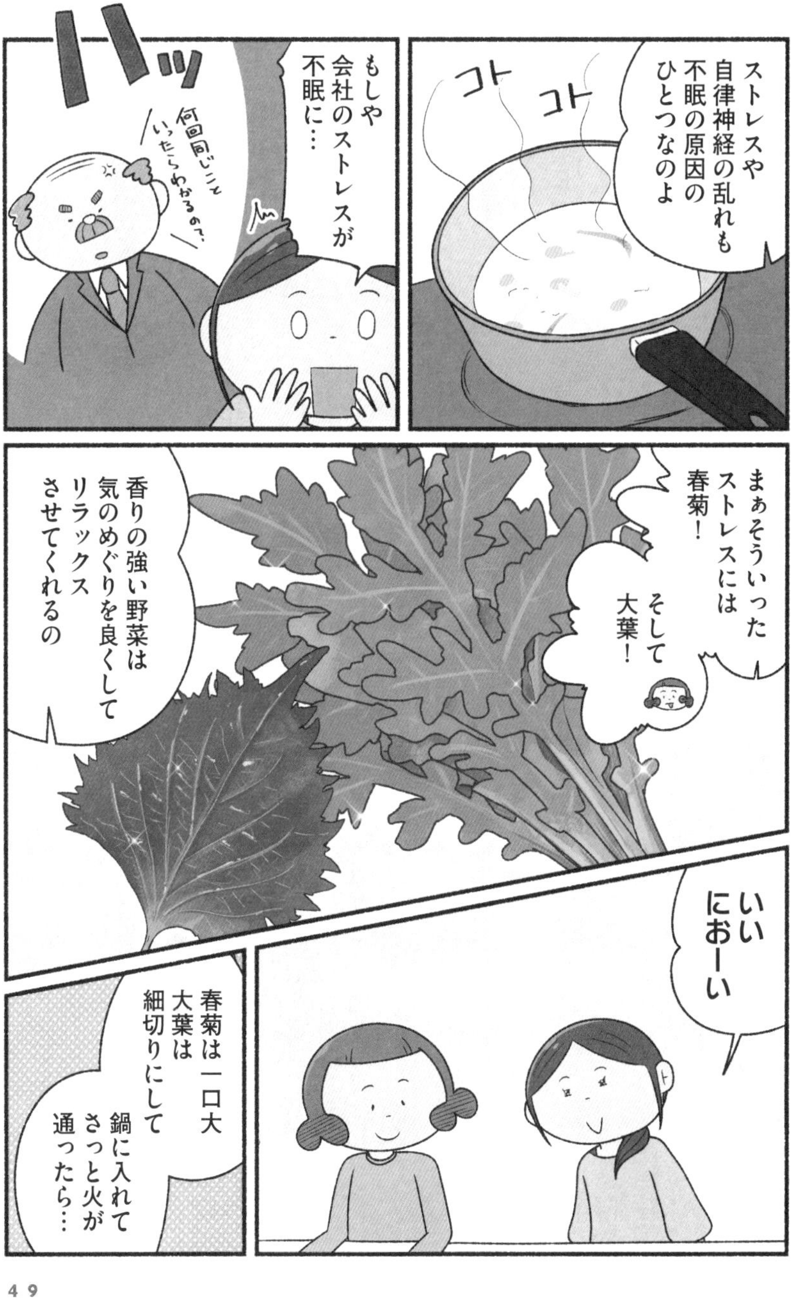
ストレスや自律神経の乱れも不眠の原因のひとつなのよ
コト
コト
ハッ
もしや会社のストレスが不眠に…
何回同じこといったらわかるのっ
まぁそういったストレスには春菊！
そして大葉！
香りの強い野菜は気のめぐりを良くしてリラックスさせてくれるの
いいにおーい
春菊は一口大大葉は細切りにして
鍋に入れてさっと火が通ったら…

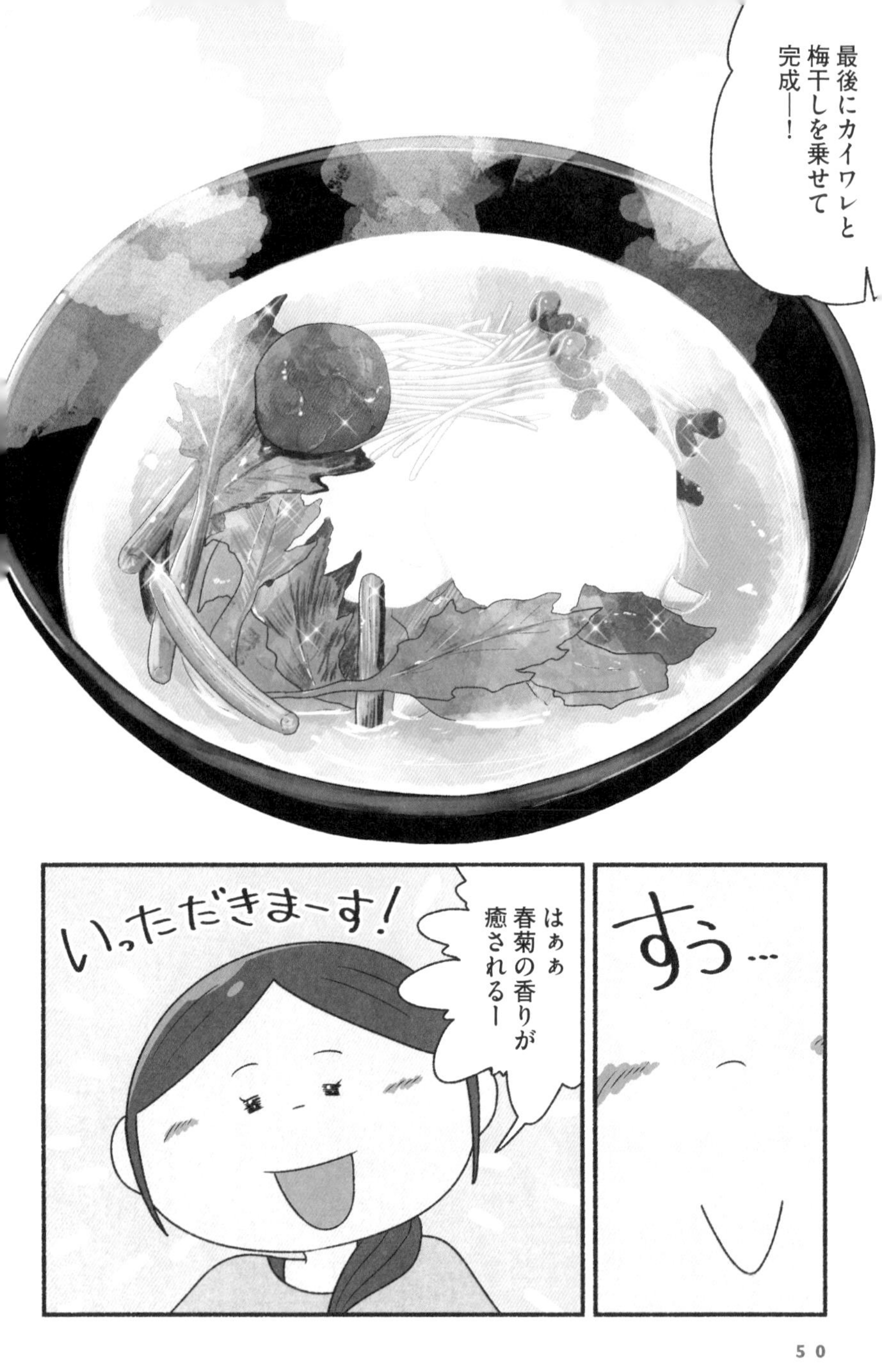

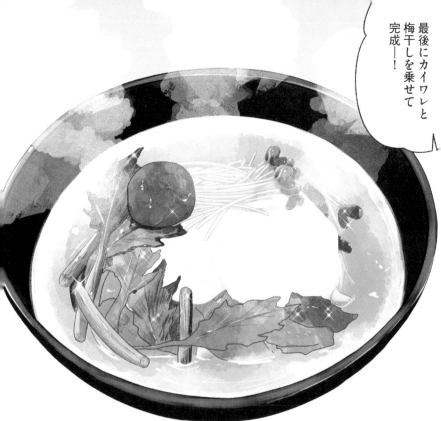

最後にカイワレと梅干しを乗せて完成――！
すぅ…
はぁぁ春菊の香りが癒されるー
いっただきまーす！

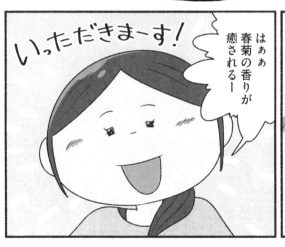

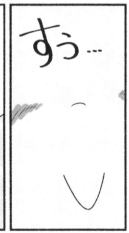

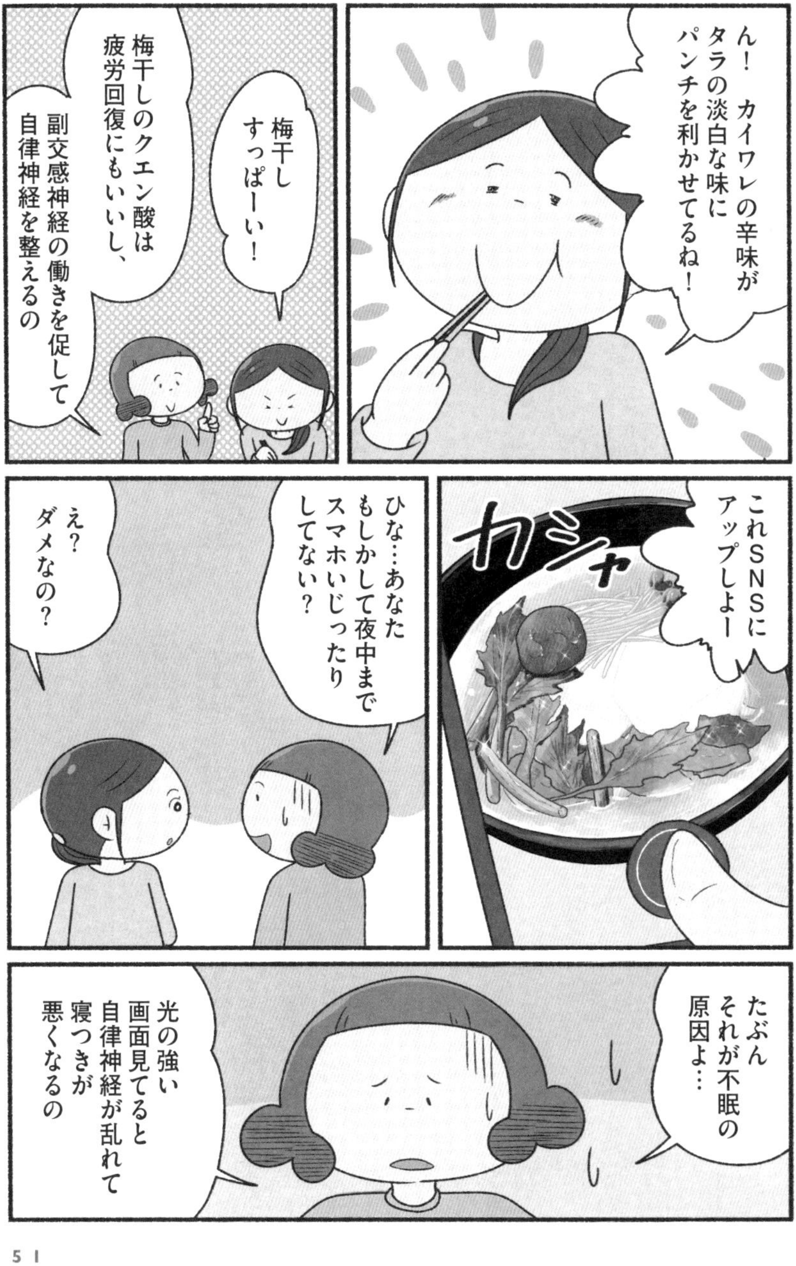
ん！　カイワレの辛味が
タラの淡白な味に
パンチを利かせてるね！
梅干し
すっぱーい！
梅干しのクエン酸は
疲労回復にもいいし、
副交感神経の働きを促して
自律神経を整えるの
これSNSに
アップしよー
カシャ
ひな…あなた
もしかして夜中まで
スマホいじったり
してない？
え？
ダメなの？
たぶん
それが不眠の
原因よ…
光の強い
画面見てると
自律神経が乱れて
寝つきが
悪くなるの

不眠に効果的な食材

たら

睡眠ホルモンを生成するトリプトファンを含んでいます。良質な睡眠にはセロトニンというホルモンが欠かせません。セロトニンはトリプトファンを素に脳内で生成されますが、トリプトファン自体は体内で生成できないため食事から摂る必要があります。

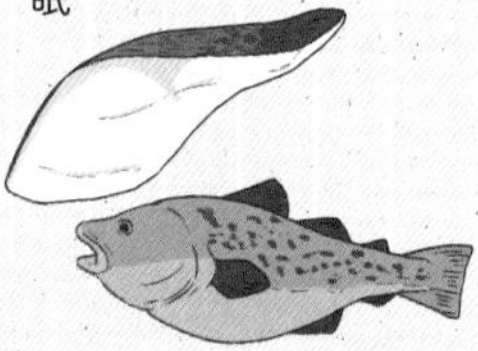

しめじ

アドレナリンの分泌を抑制させる働きがあるＧＡＢＡを含んでいます。アドレナリンが抑制されることでリラックス効果が期待できます。

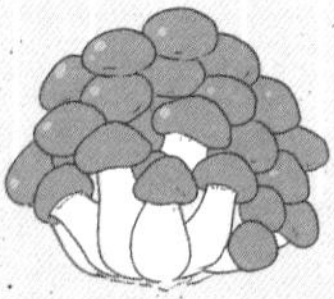

春菊

春菊のように香りの強い野菜は気のめぐりを良くするとされています。独特の香りと苦味成分が心をリラックスさせ安眠へと導きます。

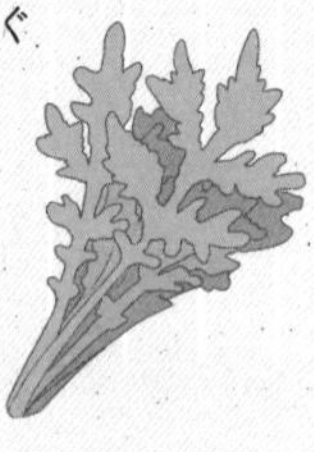

カイワレ大根

睡眠ホルモンとも呼ばれるメラトニンが含まれています。メラトニンは安眠を促すといわれており、体内時計の乱れを改善する効果があるといわれています。

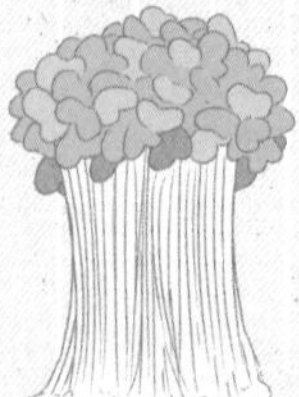

飲んでぐっすり！

たらと春菊の安眠スープ

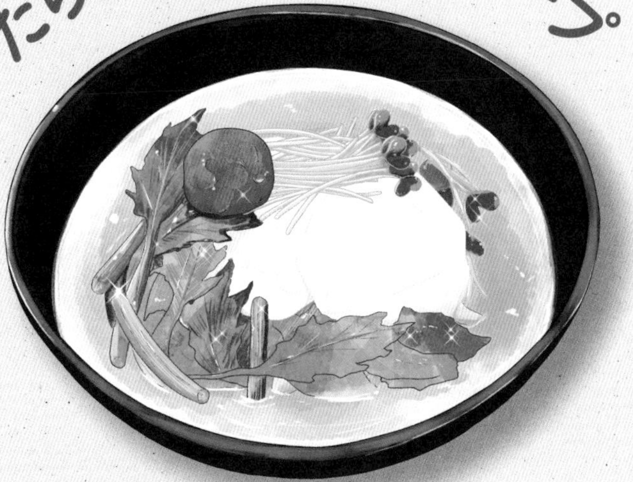

［材料（2人分）］

◉水…400ml　◉白だし…大さじ1　◉めんつゆ…小さじ1
◉たら切り身…150g　◉しめじ…50g　◉春菊…50g　◉大葉…4枚
◉カイワレ大根…1/2パック　◉梅干し…2個（1人前1個）

［作り方］

1 たらと春菊は一口大に切り、しめじは石づきを切っておく
2 大葉は細切りにしておく
3 鍋に水を入れ火にかけ、白だしとめんつゆを入れる
4 沸騰したら、たらとしめじを入れ火が通るまで煮込む
5 たらに火が通ったら春菊と大葉を入れ再び煮込む
6 春菊に火が通ったら器に移し、カイワレを散らして梅干しを乗せて完成

疲労回復にいい食材

梅干し

酸っぱさのもとのひとつがクエン酸。このクエン酸には体に蓄積された乳酸を燃焼させる働きがあり疲労回復効果が望めます。レモンを始めとする柑橘系の果物にもクエン酸は多く含まれています。

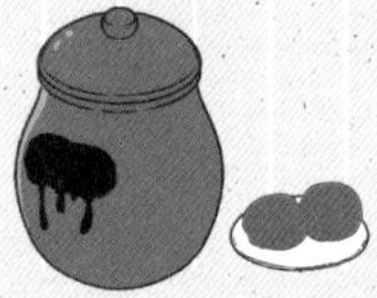

豚肉

ビタミンB1を多く含んでいます。体内で糖質をエネルギーに変換するビタミンB1を摂取することで疲労回復効果が見込めます。ビタミンB1は豚肉の赤身部分により多く含まれています。

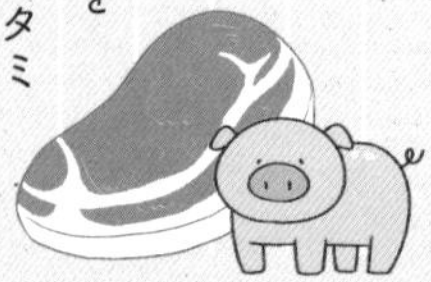

アスパラガス

アスパラギン酸というアミノ酸が多く含まれています。その名の通りアスパラガスから発見された栄養素。このアスパラギン酸は栄養ドリンクの成分にもなるほど疲労回復効果が高いとされています。

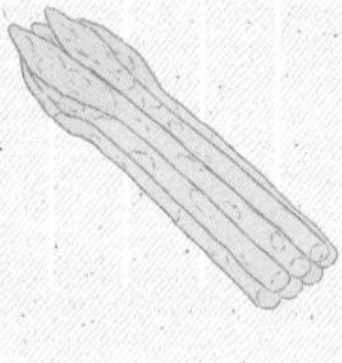

たまご

たまごはとにかく栄養が豊富！　ビタミンCと食物繊維以外のほぼすべての栄養素が含まれています。特にアミノ酸がバランス良く含まれているので疲労回復に最適です。

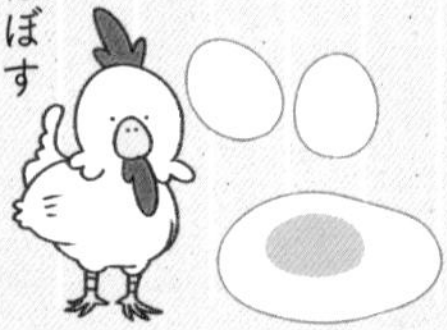

元気百倍！

すっぱスープ

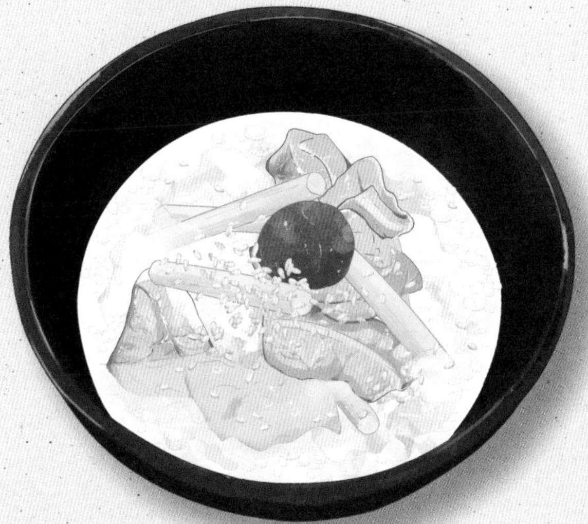

［材料（2人分）］

◉水…400ml　◉中華だしの素…小さじ2　◉醤油…小さじ1
◉豚肉（ロース薄切り）…150g　◉アスパラガス…100g　◉たまご…1個
◉梅干し…2個（1人前 1個）　◉水溶き片栗粉…大さじ2　◉酢…お好みで

［作り方］

1 豚肉、アスパラガスは食べやすい大きさに切っておく
2 水と中華だしの素を鍋に入れ、沸騰したら1を入れる
3 豚肉に火が通ったら醤油を入れる
4 溶きたまごを3に入れ、たまごが固まったら水溶き片栗粉を入れ混ぜる
5 器に移し梅干しを乗せたら完成。お好みで酢を回しかける

これであなたも不眠解消!!

朝

太陽の光を十分に浴びる

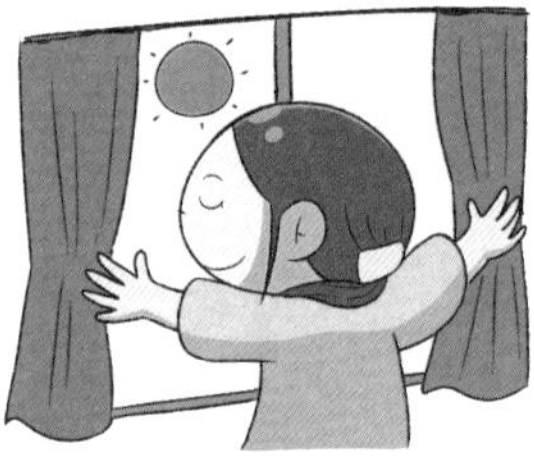

朝日を浴びると体内時計がリセットされます

昼

ウォーキングなど軽い運動をする

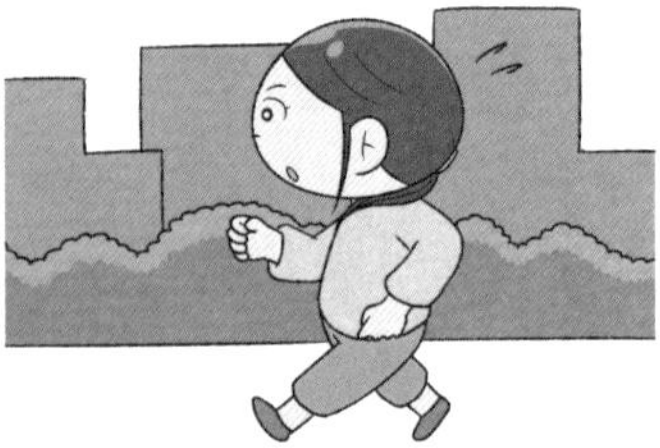

精神的な緊張をほぐし心地良い疲労感が良質な睡眠を生み出します

夜

寝る前はスマートフォンやパソコンをなるべく見ずストレッチで体をほぐす

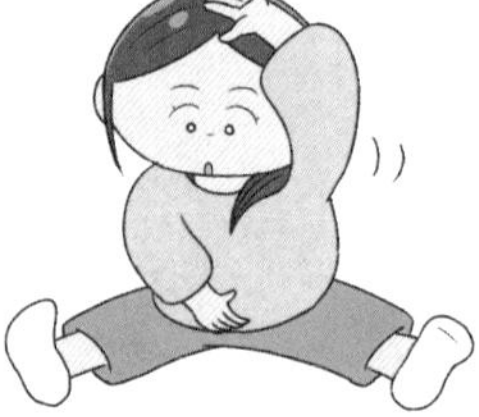

筋肉を緩め血流を良くし、リラックス効果を生む副交感神経を活性化させます

【第5章】

ダイエット

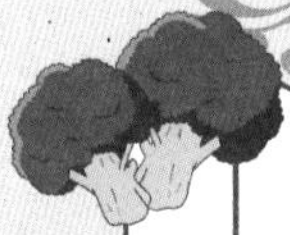

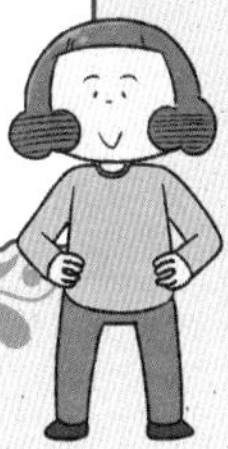

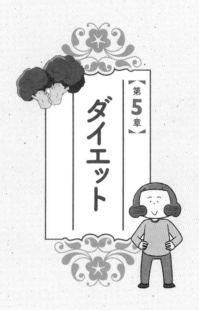

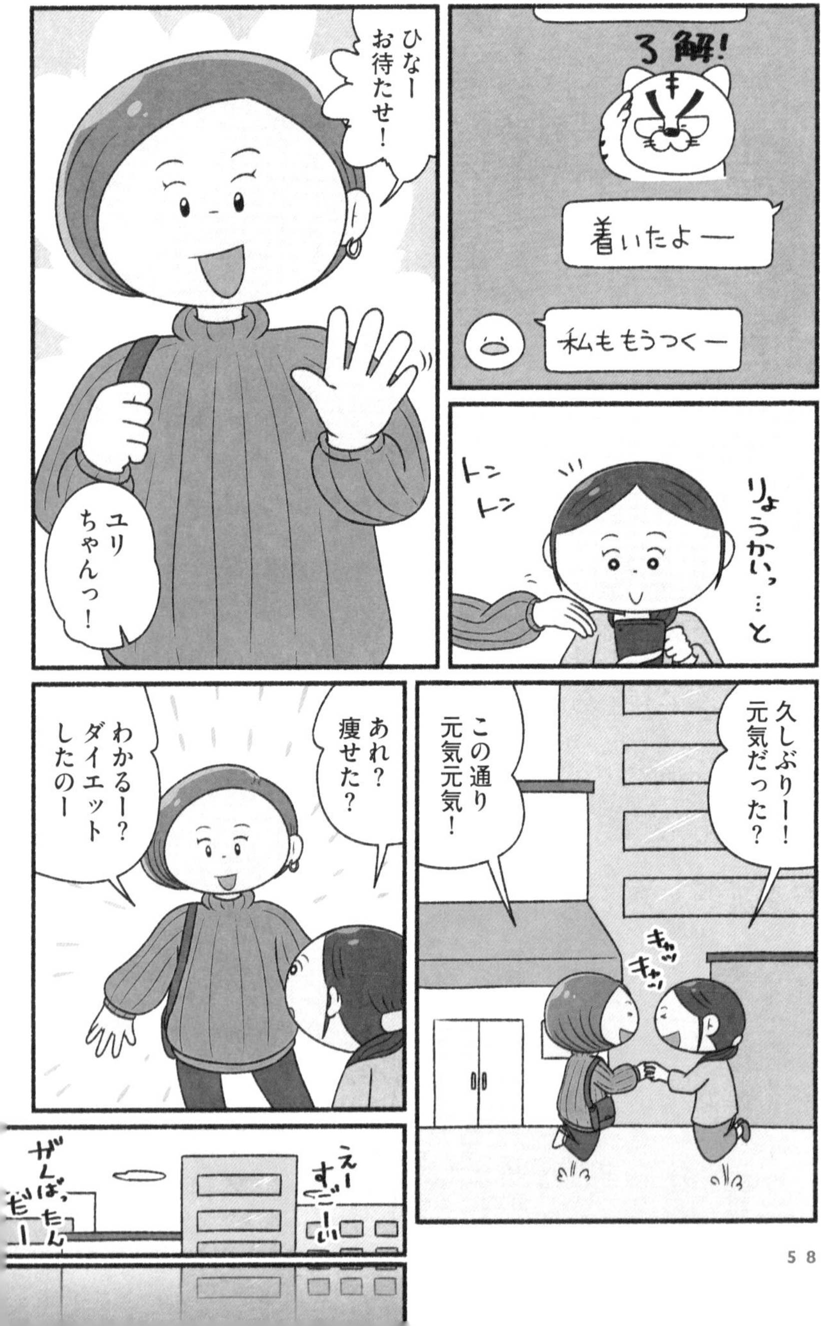
了解!
着いたよー
私ももうつくー
ひなー
お待たせ!
ユリちゃんっ!
トン
トン
りょうかいっ…と
久しぶりー!
元気だった?
この通り
元気元気!
キャッ
キャッ
あれ?
痩せた?
わかるー?
ダイエット
したのー
えー
すごーい
ガんばったん

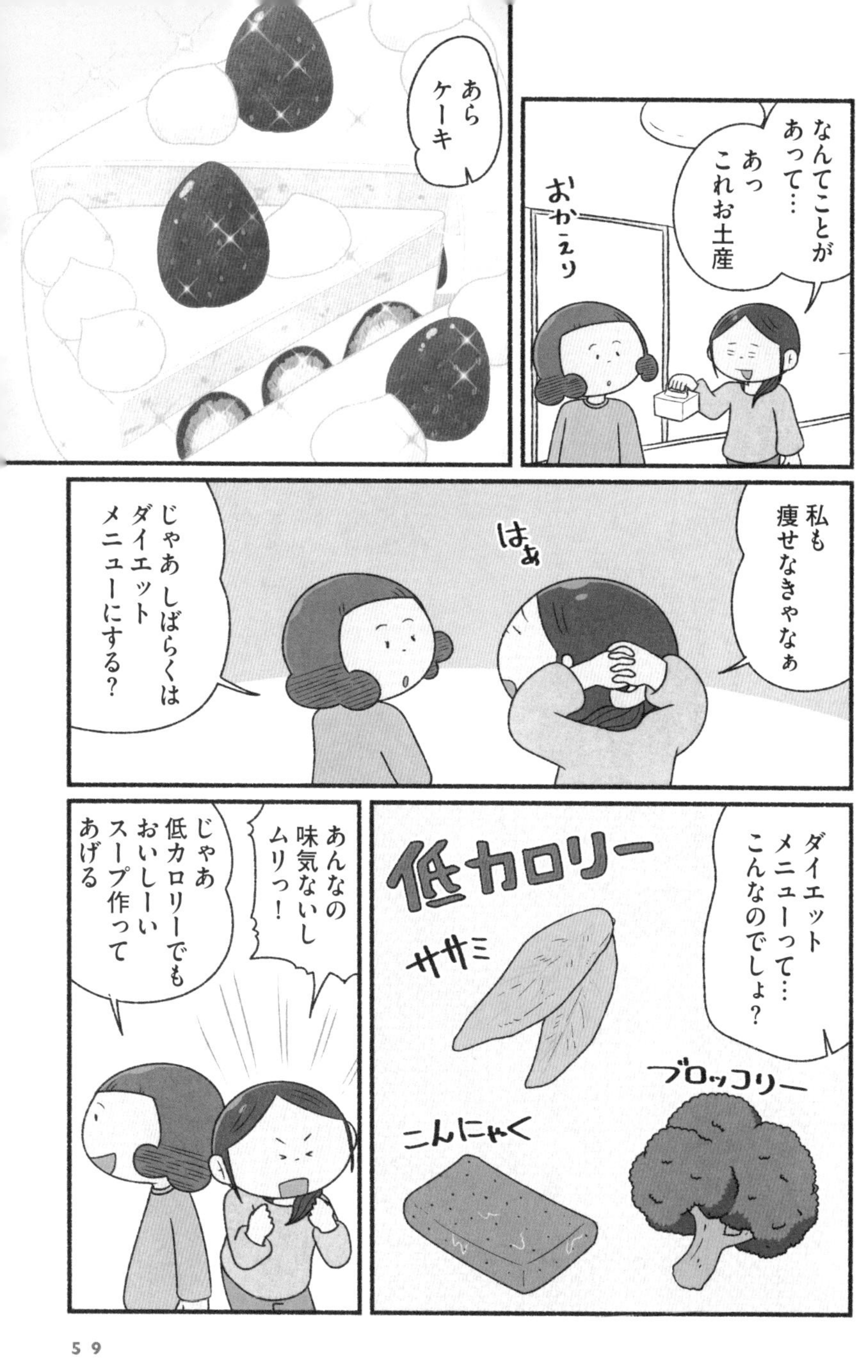
なんてことがあって…あっこれお土産
おかえり
あらケーキ
私も痩せなきゃなぁ
はぁ
じゃあしばらくはダイエットメニューにする？
ダイエットメニューって…こんなのでしょ？
低カロリー
ササミ
ブロッコリー
こんにゃく
あんなの味気ないしムリっ！
じゃあ低カロリーでもおいしーいスープ作ってあげる

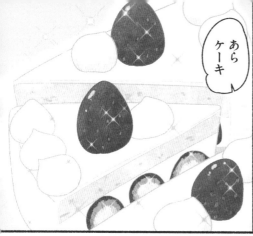

まずは切り干し大根を水で戻しておいて…
水400ml
次に厚揚げを4等分してー…
えっ?厚揚げって揚げ物じゃないの?
ダイエット中に食べていいの?
豆腐よりカロリーは高いけど
高タンパク低糖質だし
それにこうして油抜きすればカロリーも抑えられるわよ
熱湯を注ぐ
トポ
トポ
下準備が完了したら切り干し大根を戻し汁と一緒に鍋に入れて火にかけて
沸騰したら厚揚げを入れる

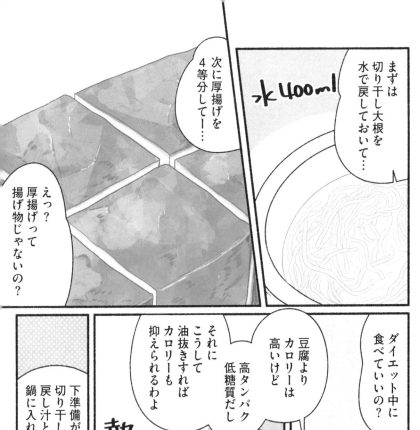

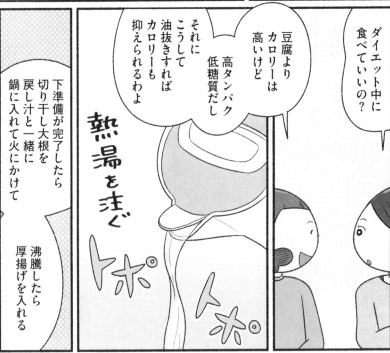

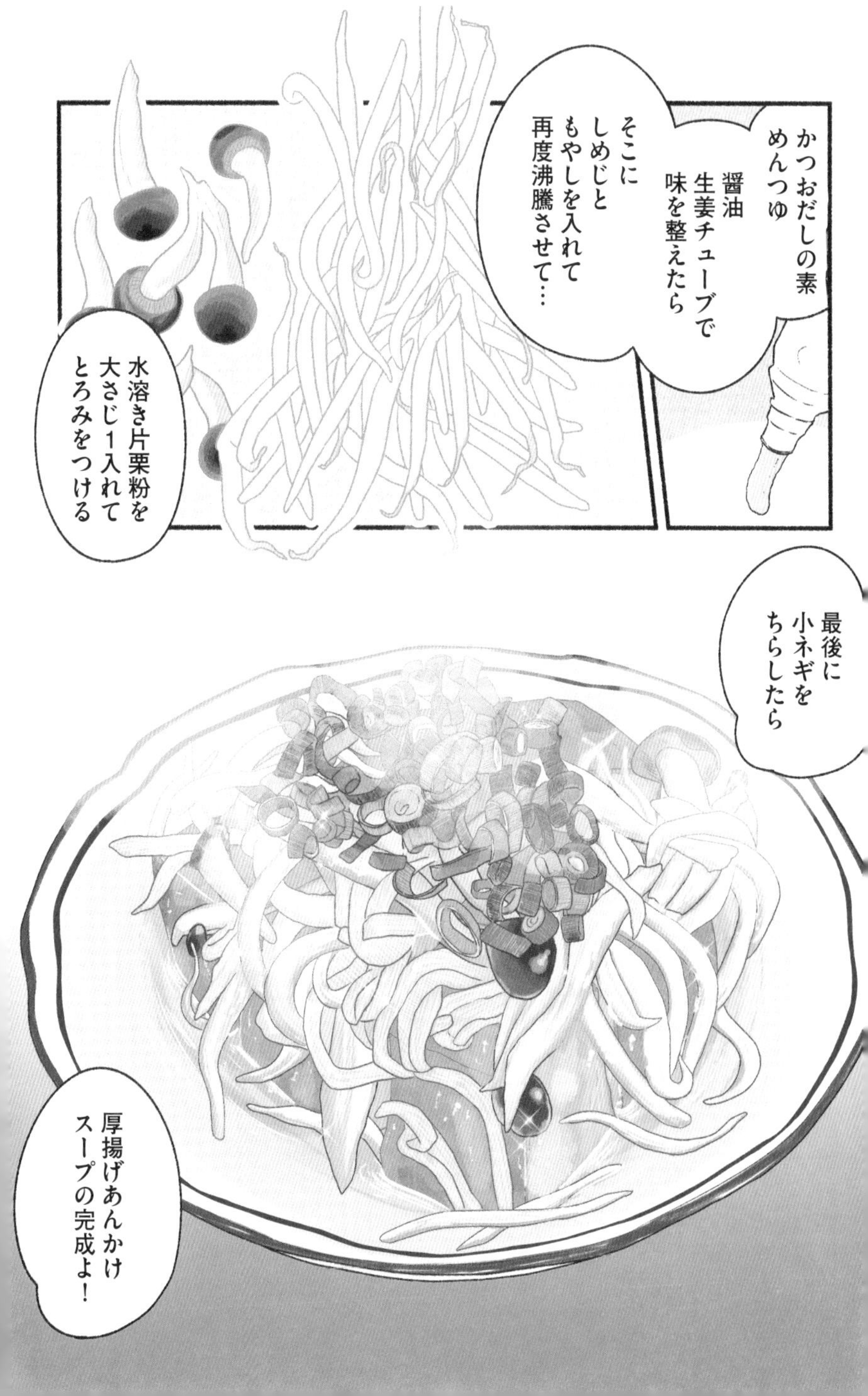
かつおだしの素 めんつゆ 醤油 生姜チューブで 味を整えたら
そこに しめじと もやしを入れて 再度沸騰させて…
水溶き片栗粉を 大さじ1入れて とろみをつける
最後に 小ネギを ちらしたら
厚揚げあんかけ スープの完成よ！

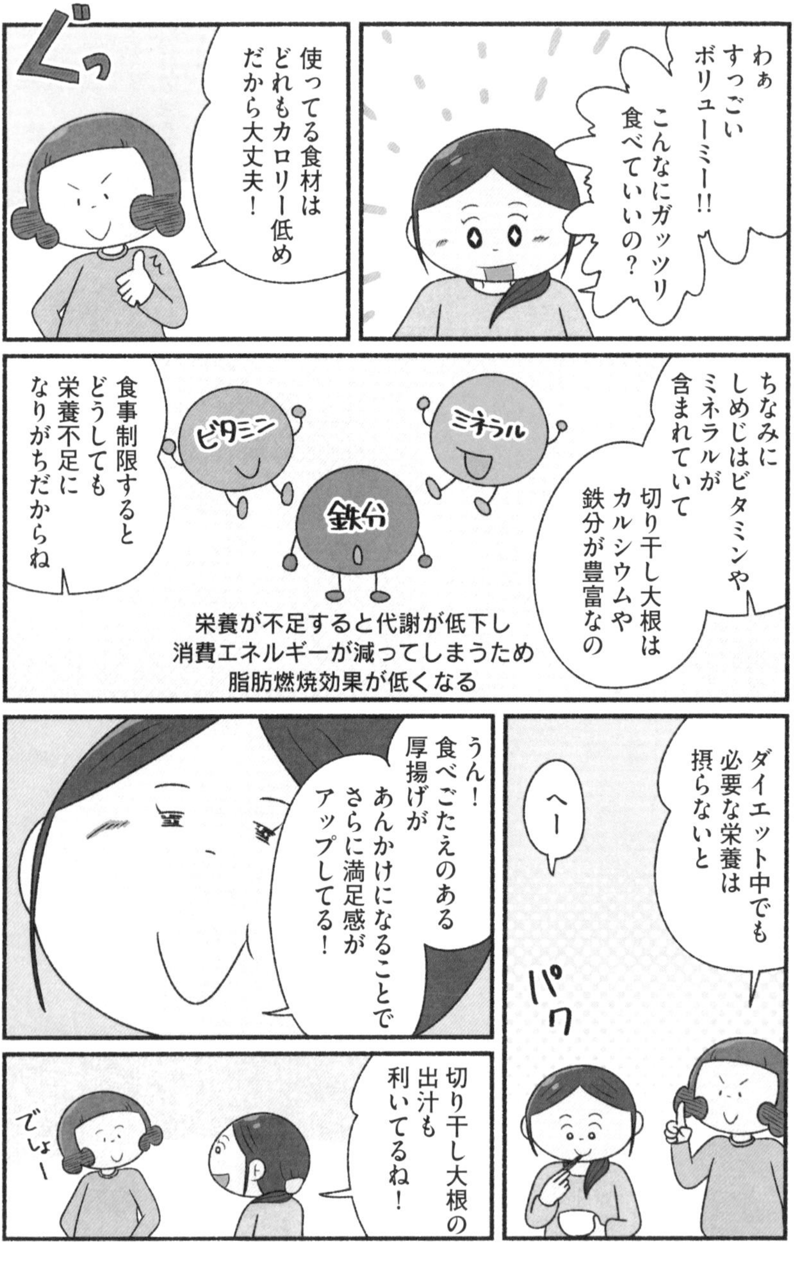

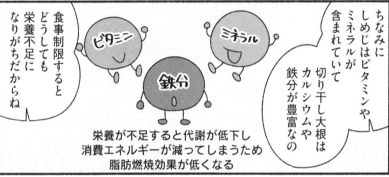

わぁ すっごい ボリューミー!!
こんなにガッツリ 食べていいの？
ぐっ
使ってる食材は どれもカロリー低め だから大丈夫！
ちなみに しめじはビタミンや ミネラルが 含まれていて
切り干し大根は カルシウムや 鉄分が豊富なの
ミネラル
鉄分
ビタミン
食事制限すると どうしても 栄養不足に なりがちだからね
栄養が不足すると代謝が低下し
消費エネルギーが減ってしまうため
脂肪燃焼効果が低くなる
ダイエット中でも 必要な栄養は 摂らないと
へー
パク
うん！ 食べごたえのある 厚揚げが
あんかけになることで さらに満足感が アップしてる！
切り干し大根の 出汁も 利いてるね！
でしょー

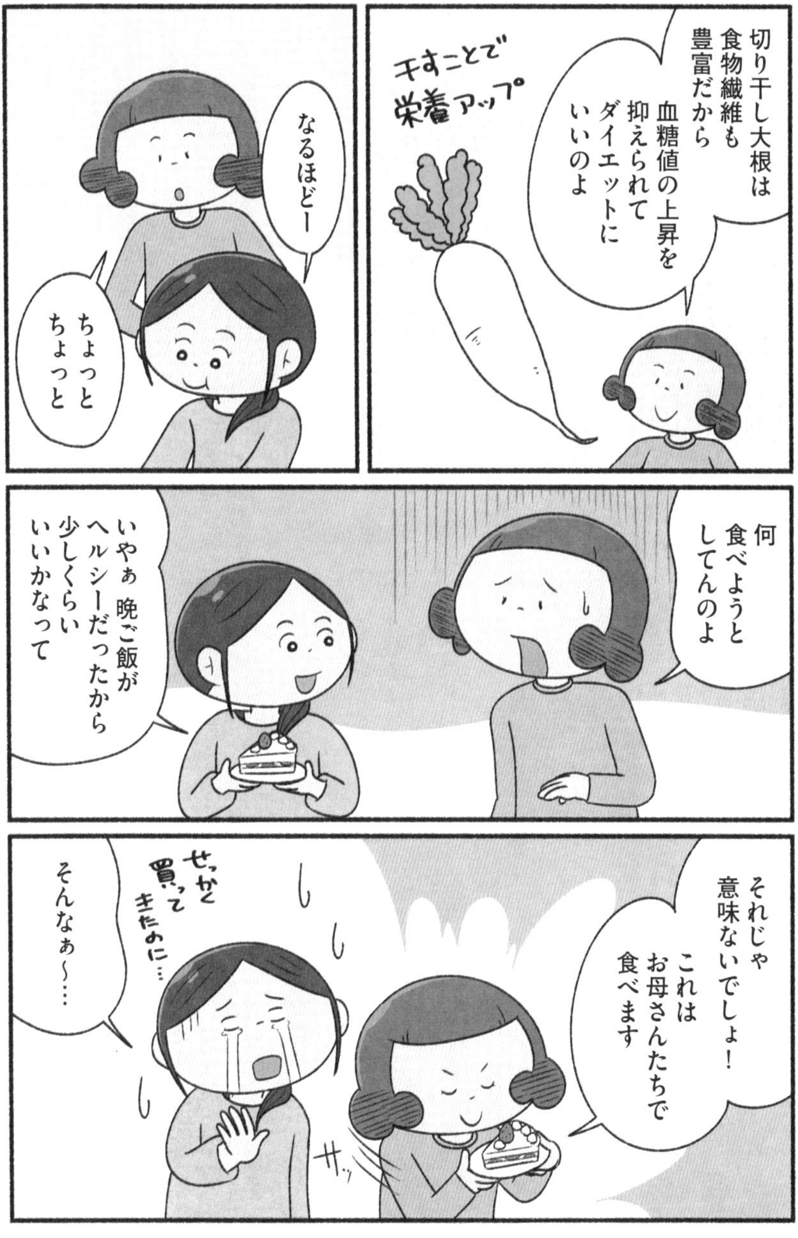

切り干し大根は食物繊維も豊富だから
血糖値の上昇を抑えられてダイエットにいいのよ
干すことで栄養アップ
なるほどー
ちょっとちょっと
何食べようとしてんのよ
いやぁ 晩ご飯がヘルシーだったから少しくらいいいかなって
それじゃ意味ないでしょ!
これはお母さんたちで食べます
サッ
せっかく買ってきたのに…
そんなぁ〜…

ダイエット中にも良い食材❶

厚揚げ

豆腐に比べカロリーは高いですが糖質は低く高タンパク。カロリーも油抜きをしっかりとすることで、抑えることができます。なによりボリュームがあるのが嬉しい。

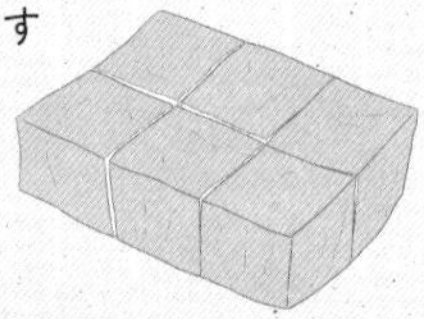

切り干し大根

食物繊維が豊富で、腸内の老廃物を外に出す役割を果たしてくれます。また血糖値の急上昇も抑えられます。

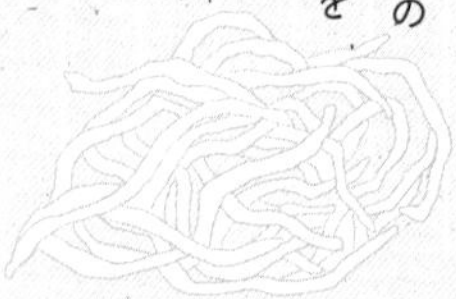

しめじ

きのこ類は低カロリーで食物繊維も豊富なので、ダイエット中に良い食べ物といえるでしょう。しめじはビタミンやミネラルも含まれておりダイエット中に不足しがちな栄養素を補ってくれます。

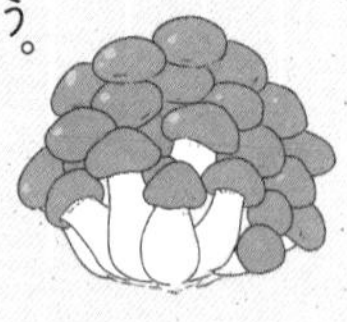

もやし

低カロリー低糖質でボリュームもあるので、満腹感を得られます。代謝を活性化するといわれているアスパラギン酸も含まれています。

ヘルシーなのにボリューム満点！

厚揚げあんかけスープ

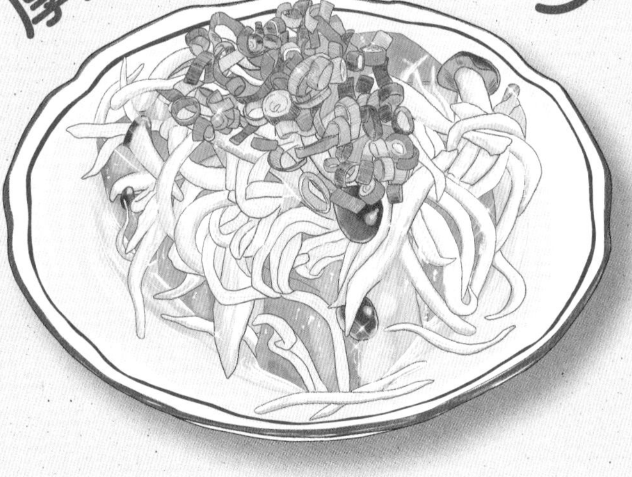

［材料（2人分）］

◎水…400ml　◎厚揚げ…200g　◎切り干し大根…20g　◎もやし…1/2袋
◎しめじ…約1/2パック　◎Ⓐかつおだしの素…小さじ1/2
◎Ⓐめんつゆ（3倍濃縮）…大さじ2　◎Ⓐ醤油…小さじ1
◎Ⓐ生姜（チューブ）…約1cm　◎ネギ…お好みで　◎水溶き片栗粉…大さじ1

［作り方］

1. 切り干し大根は水（分量内）に入れしばらくおいて戻しておく
2. 厚揚げは一口大に切り、熱湯を注ぎ油抜きをする
3. 鍋に1を水ごと入れ火にかけ、沸騰したら2を入れる
4. 材料Ⓐを3に入れ、しめじともやしも入れる
5. 再び沸騰したら水溶き片栗粉を入れ、最後にネギを散らしたら完成

ダイエット中にも良い食材❷

こんにゃく

こんにゃくはとにかく低カロリー＆低糖質！さらに食物繊維も豊富。こんにゃくに含まれる食物繊維は「こんにゃくマンナン」といわれ、水分を含んだまま腸に届き、老廃物を体外に出す働きがあるといわれています。

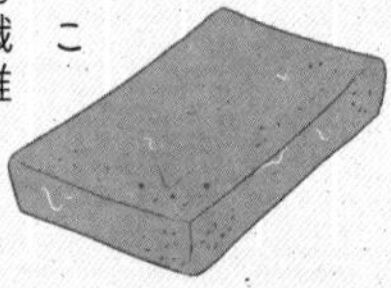

サラダチキン

鶏むね肉を使ったサラダチキンは、低カロリーで低糖質。また高タンパクなので、脂肪の燃焼に必要な筋肉の減少を防止できると考えられています。

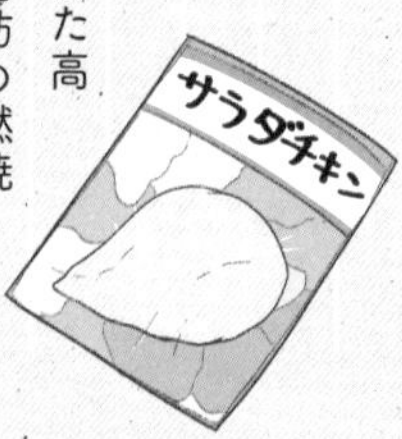

ブロッコリー

緑黄色野菜のブロッコリーは多くの栄養素を含んでおり、バランス良く栄養を補うことができます。カロリーも比較的低く、多く食べても安心です。

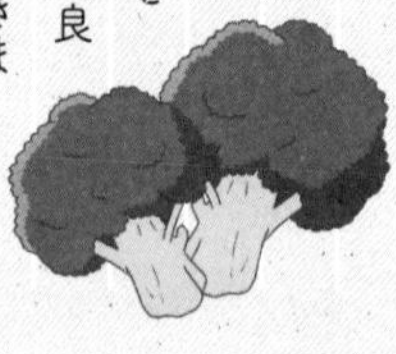

ナス

低カロリーで食物繊維を多く含んでいるのが特徴です。またナス特有の成分である「ナスニン」は抗酸化作用が期待できます。油を吸いやすい食材なのでダイエット中の調理法には注意が必要です。

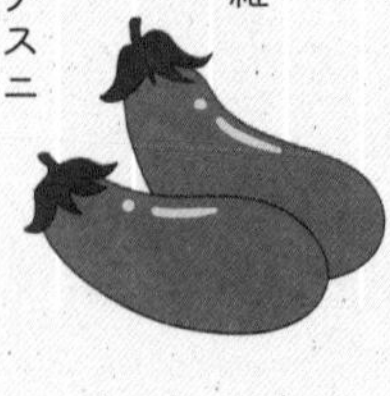

ほとんど0カロリー!?

トマトヌードル風スープ

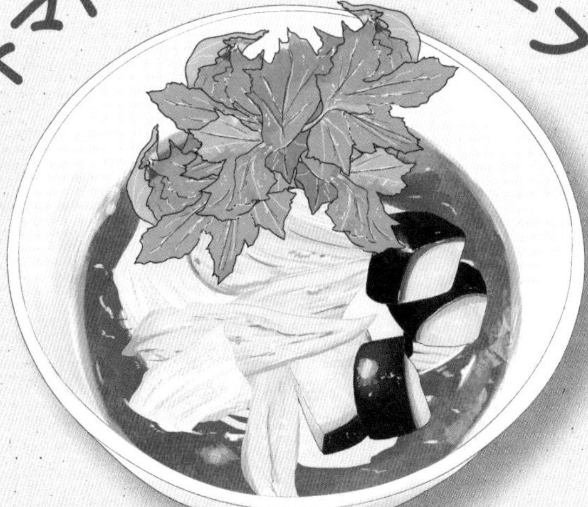

［材料（2人分）］

◉水…200ml　◉トマトジュース（無塩）…200ml　◉中華だしの素…小さじ2
◉塩…少々　◉ナス…50g　◉レタス…2、3枚　◉サラダチキン…100g
◉しらたき…1袋（200gくらい）　◉セロリの葉…20g

［作り方］

1. ナスは角切りにし、水にさらしておく
2. しらたきはあらかじめ沸騰したお湯で5分ほど茹でる（アク抜き不要の場合この工程は飛ばす）
3. 鍋に水とトマトジュース、塩、中華だしの素を入れて火にかける
4. 沸騰したらナスとサラダチキンをほぐして入れナスに火が通るまで煮込む
5. ナスに火が通ったらレタスをちぎり入れ、2も入れる
6. 再び沸騰したら器に移し、セロリの葉をちぎって乗せて完成

脂肪燃焼に効果的な運動の順番

❶ストレッチ

まずは体全体をほぐします。筋トレ中の怪我を防止するためだけでなく基礎代謝をアップする働きもあります。

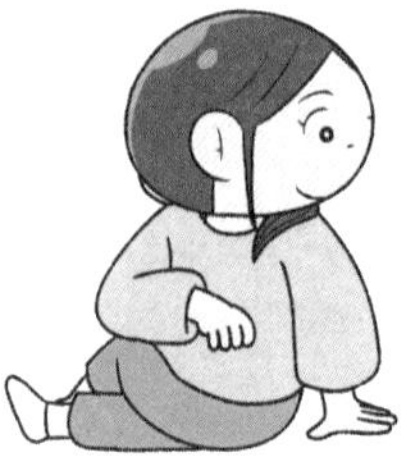

❷筋トレ

脂肪燃焼に必要な筋肉を鍛えます。肩や背中、足などの大きい筋肉を中心に鍛えることで太りにくい体を作ります。

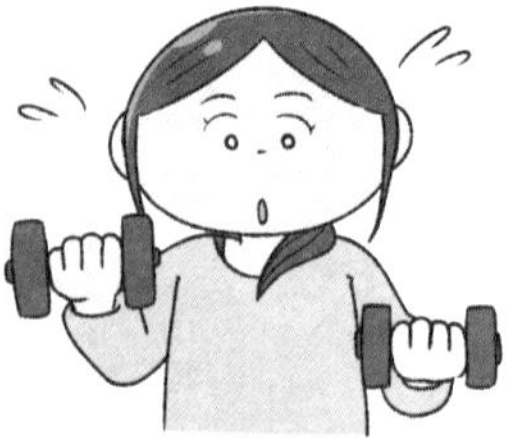

❸有酸素運動

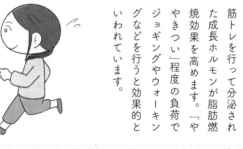

筋トレを行って分泌された成長ホルモンが脂肪燃焼効果を高めます。「ややきつい」程度の負荷でジョギングやウォーキングなどを行うと効果的といわれています。

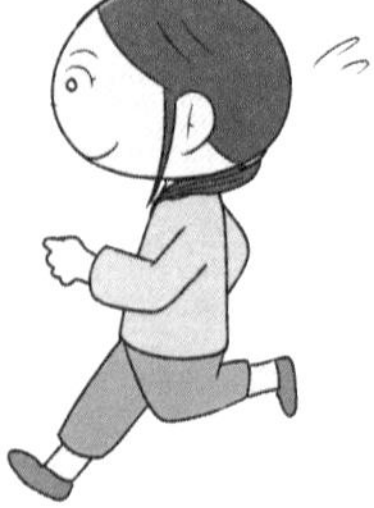

第6章

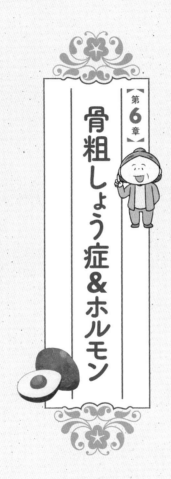

骨粗しょう症&ホルモン

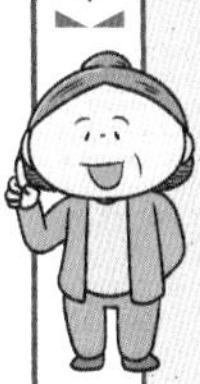

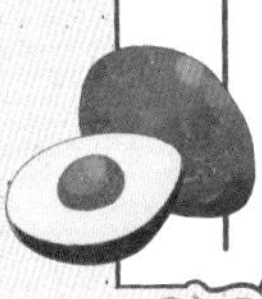

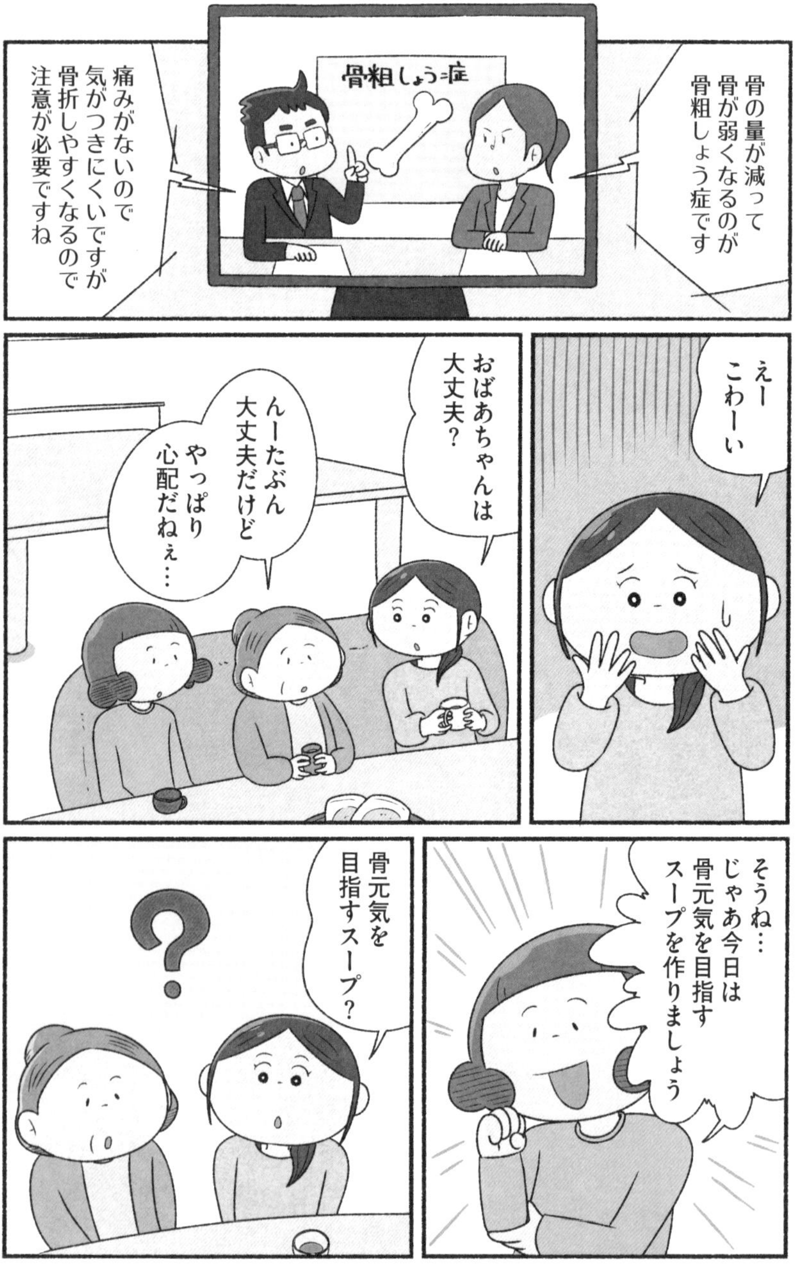
骨粗しょう症
骨の量が減って骨が弱くなるのが骨粗しょう症です
痛みがないので気がつきにくいですが骨折しやすくなるので注意が必要ですね
えーこわーい
おばあちゃんは大丈夫?
んーたぶん大丈夫だけどやっぱり心配だねぇ…
そうね…じゃあ今日は骨元気を目指すスープを作りましょう
骨元気を目指すスープ?
?

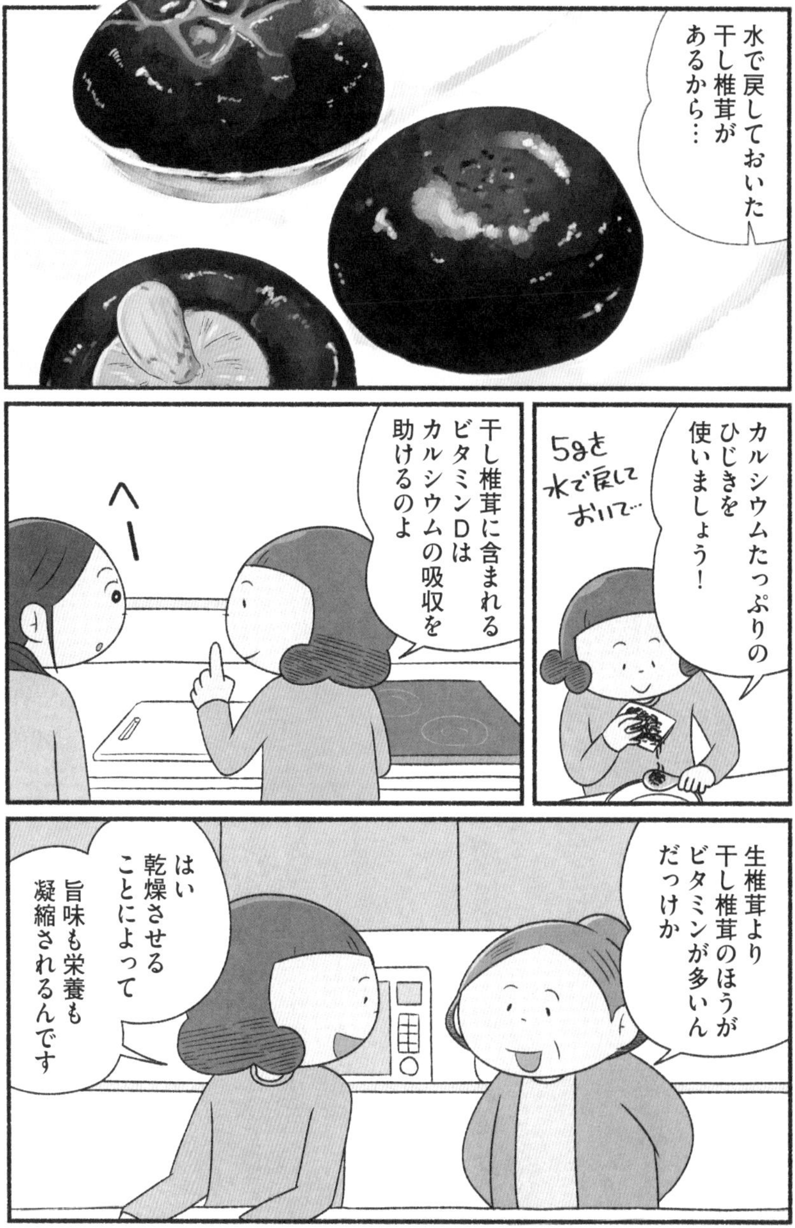
水で戻しておいた干し椎茸があるから…
カルシウムたっぷりのひじきを使いましょう!
5gを水で戻しておいて…
干し椎茸に含まれるビタミンDはカルシウムの吸収を助けるのよ
へー
生椎茸より干し椎茸のほうがビタミンが多いんだっけか
はい乾燥させることによって旨味も栄養も凝縮されるんです

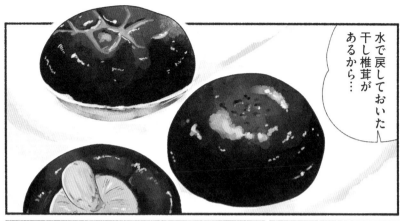

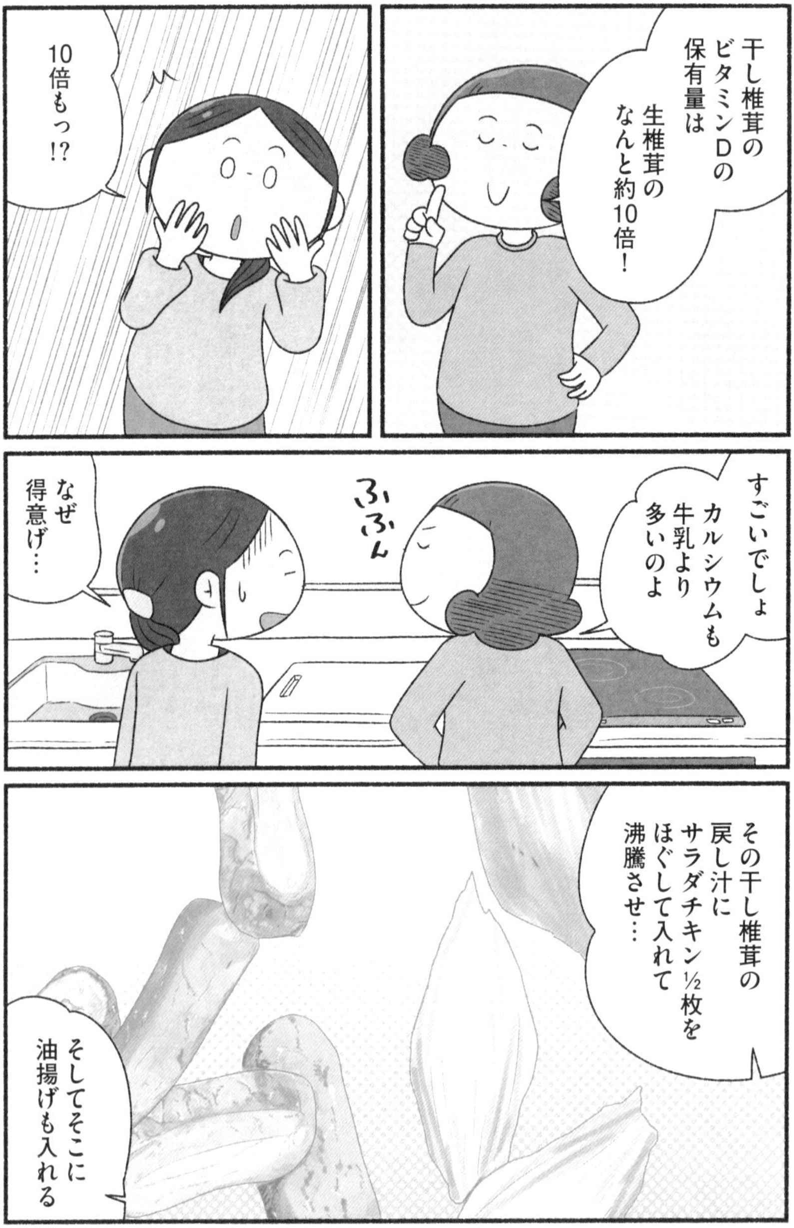
干し椎茸の
ビタミンDの
保有量は
生椎茸の
なんと約10倍！
10倍もっ!?
すごいでしょ
カルシウムも
牛乳より
多いのよ
ふふん
なぜ
得意げ…
その干し椎茸の
戻し汁に
サラダチキン½枚を
ほぐして入れて
沸騰させ…
そしてそこに
油揚げも入れる

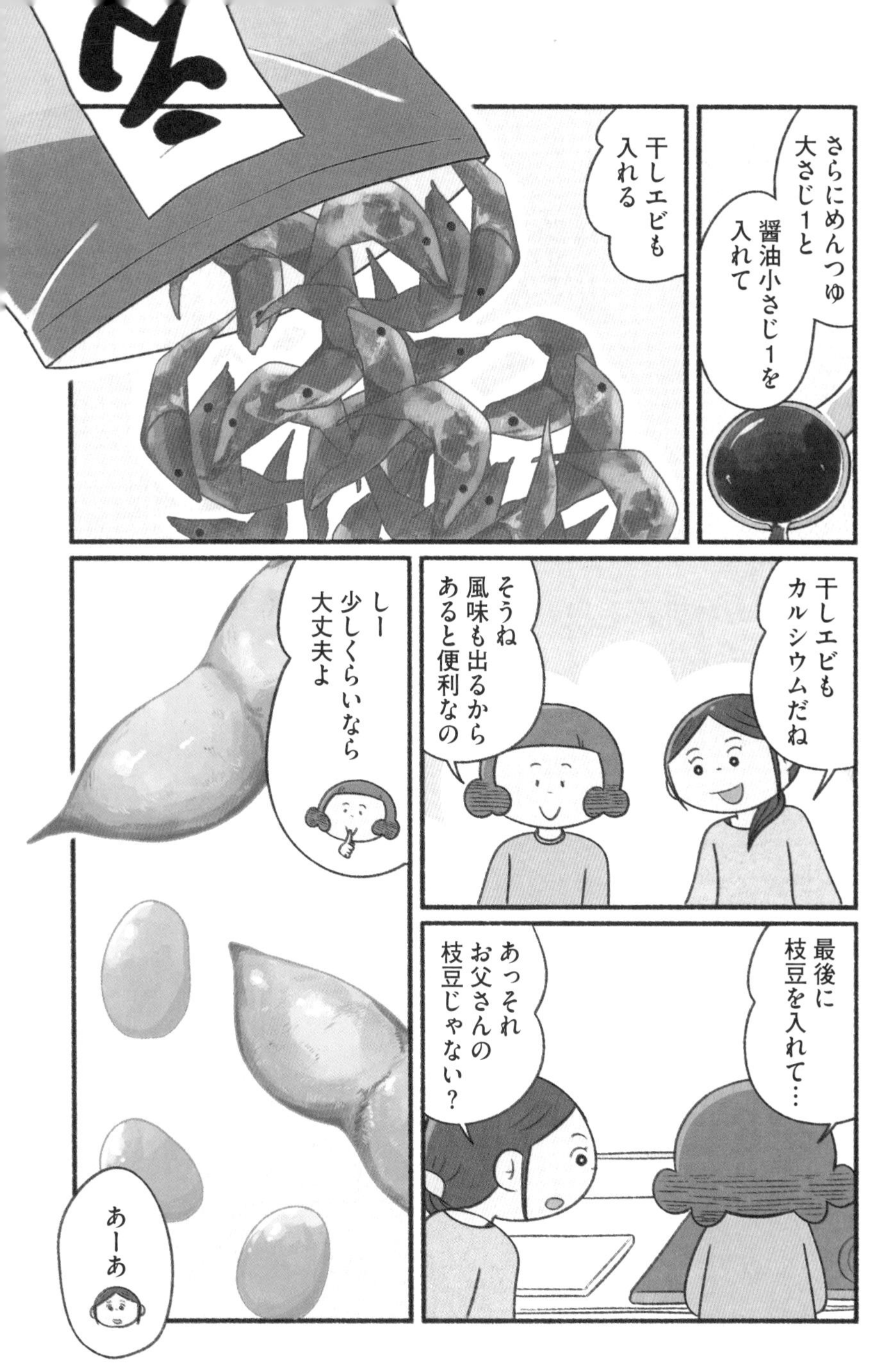

さらにめんつゆ大さじ1と醤油小さじ1を入れて
干しエビも入れる
干しエビもカルシウムだね
そうね風味も出るからあると便利なの
しー少しくらいなら大丈夫よ
最後に枝豆を入れて…
あっそれお父さんの枝豆じゃない？
あーあ

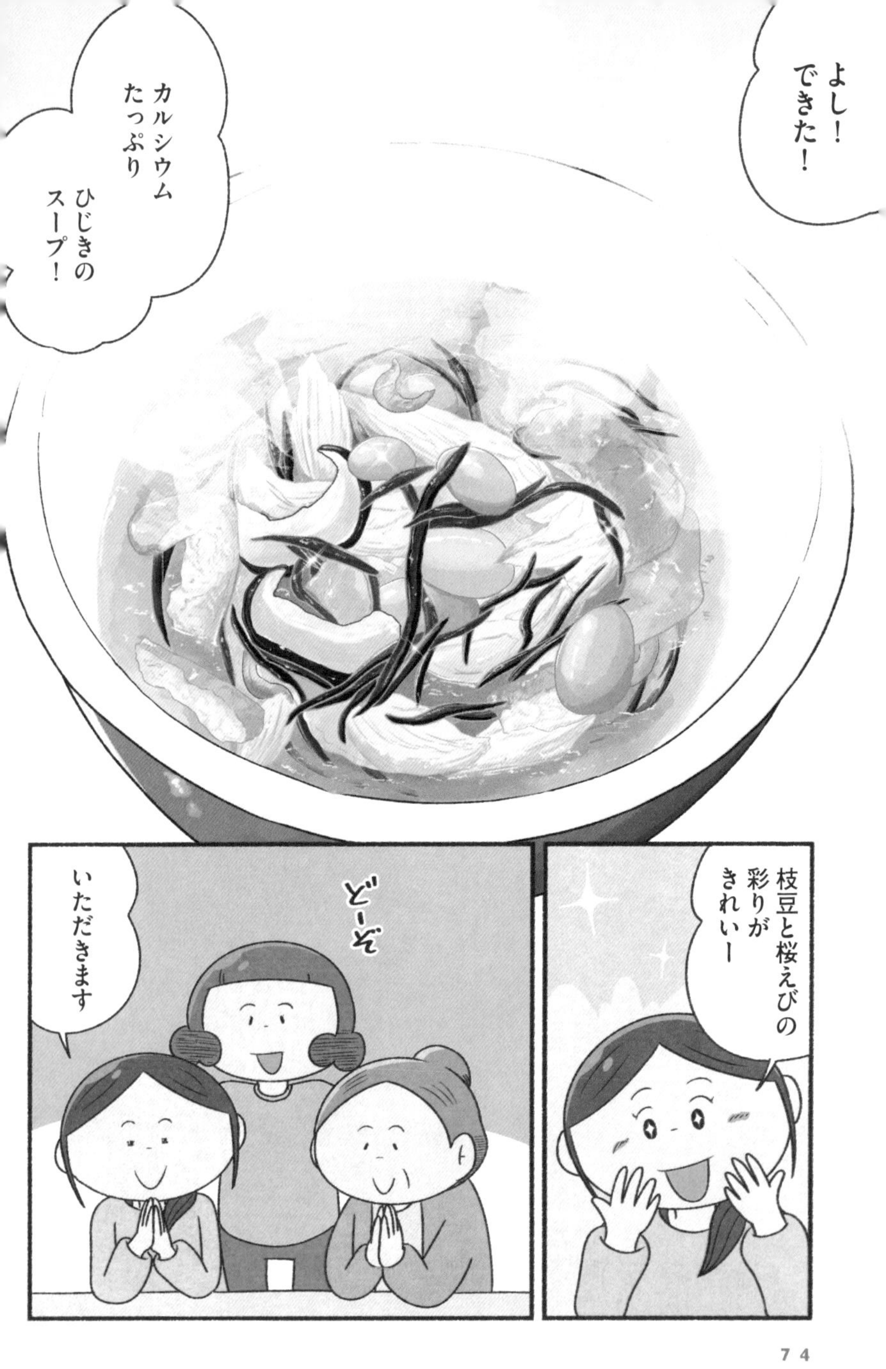
よし！できた！
カルシウムたっぷりひじきのスープ！
枝豆と桜えびの彩りがきれいー
どーぞ
いただきます

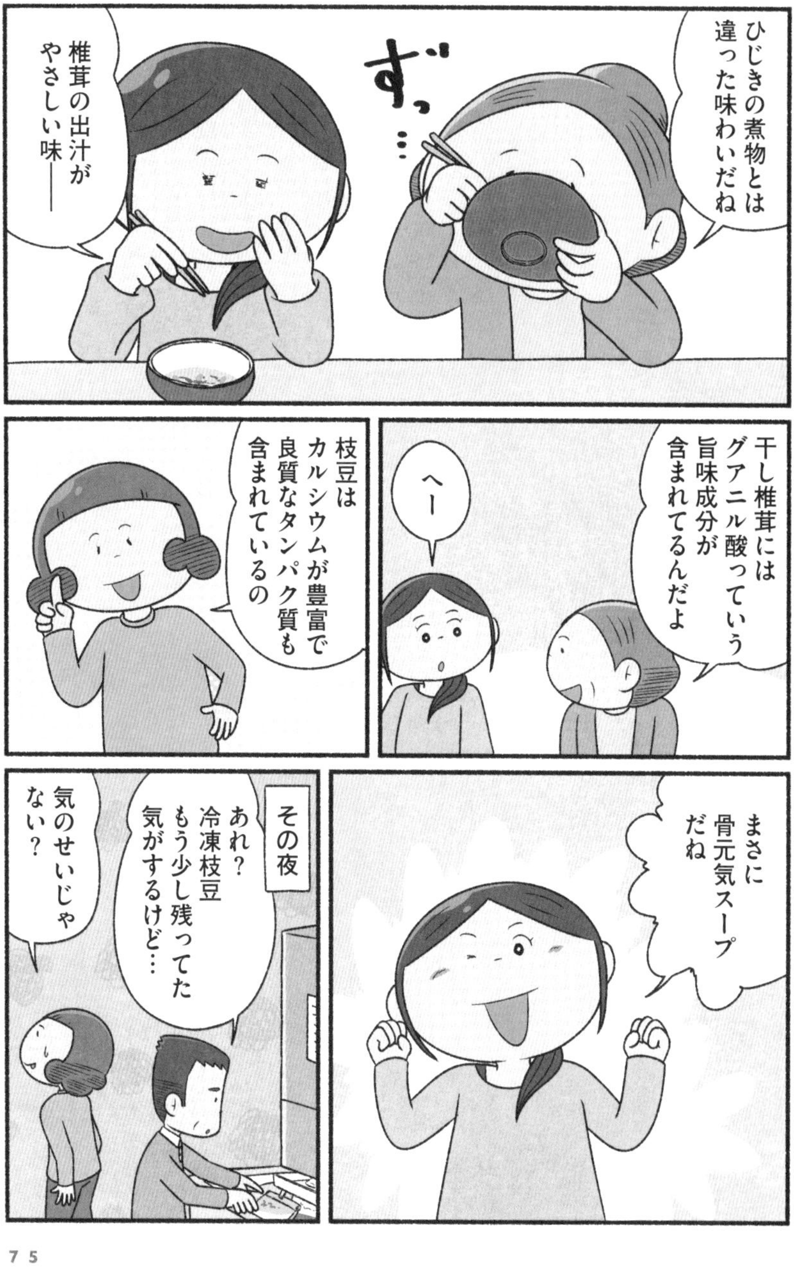
ひじきの煮物とは違った味わいだね
ずっ…
椎茸の出汁がやさしい味――
干し椎茸にはグアニル酸っていう旨味成分が含まれてるんだよ
へー
枝豆はカルシウムが豊富で良質なタンパク質も含まれているの
まさに骨元気スープだね
その夜
あれ？冷凍枝豆もう少し残ってた気がするけど…
気のせいじゃない？

骨を丈夫にする食材

干し椎茸

生の椎茸に比べて栄養素が高いのが特徴です。椎茸に含まれるビタミンDはカルシウムの吸収を促し、骨を丈夫にするのを助けます。

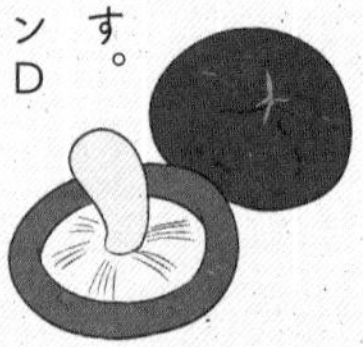

ひじき

海藻の一種でカルシウムを多く含んでいます。またマグネシウムも含んでおり、カルシウムを骨に吸着させやすくする働きがあります。

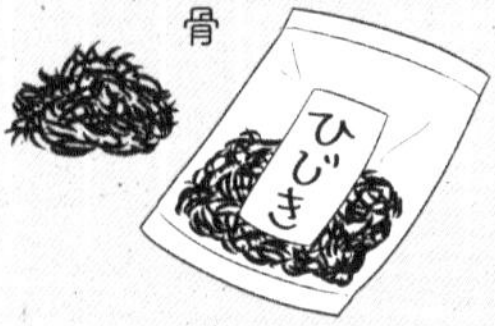

干しエビ

干しエビの原材料には桜エビやオキアミ、アキアミなどがあります。どれも栄養価が高く、カルシウムの保有量も高いのが特徴です。ちなみにオキアミはエビではなく、プランクトンの一種です。

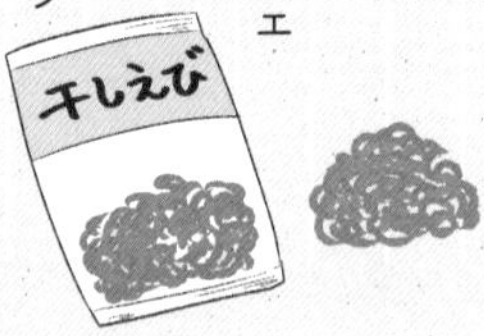

枝豆

枝豆は大豆の未熟豆であり、豆と野菜の栄養素を持つのが特徴です。カルシウムの他、良質なタンパク質やアミノ酸を含んでいます。また、大豆サポニンやイソフラボンも含まれています。

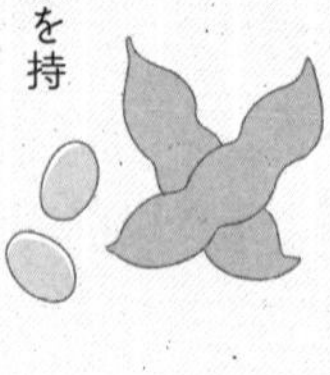

旨味たっぷり！

ひじきのスープ

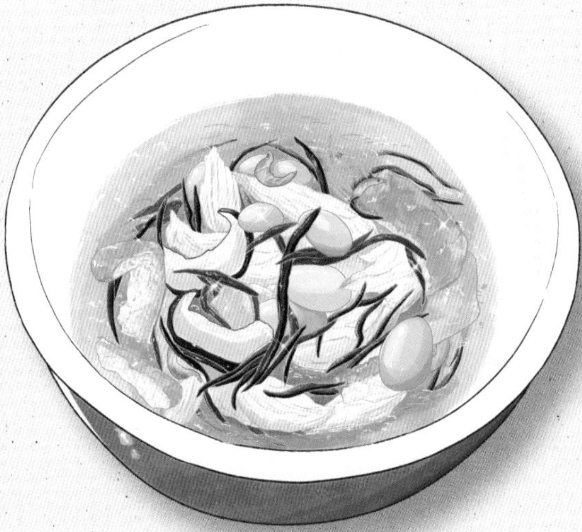

［材料（2人分）］

◉水…400ml　◉乾燥ひじき…5g　◉干し椎茸…2枚　◉サラダチキン…1/2枚
◉油揚げ…1/2枚　◉干しエビ…大さじ1　◉枝豆…房付きの状態で100g
◉めんつゆ（3倍濃縮）…大さじ1　◉醤油…小さじ1

［作り方］

❶干し椎茸を分量内の水で戻しておく
❷ひじきは分量とは別の水で戻しておく
❸椎茸が戻ったら薄くスライスし、戻し汁とともに鍋に移し火にかける
❹3にほぐしたサラダチキンと一口大に切った油揚げを入れ沸騰させる
❺沸騰したらめんつゆと醤油で味を整え干しエビとひじきを入れる
❻最後に枝豆を房から出し入れ、再度沸騰したら完成

ホルモンバランスを整える食材

豆乳

大豆に含まれるイソフラボンが女性ホルモンのエストロゲンと似た働きをし、ホルモンバランスを整える効果が期待できます。

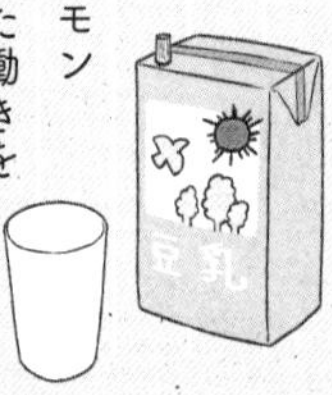

ほうれん草

鉄分が豊富に含まれています。鉄分はミネラルを全身に運ぶ手助けをするとされています。鉄分によってミネラルが全身に運ばれ、女性ホルモンをサポートする役割が期待できます。

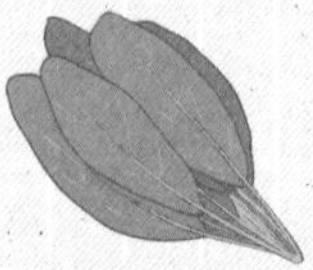

アサリ

鉄分、ビタミンB12が豊富に含まれています。特にビタミンB12は自律神経の働きを維持し、ホルモンバランスを整える効果が期待できます。

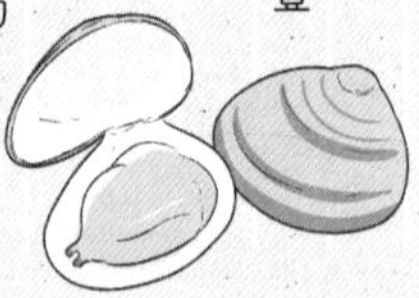

アボカド

パントテン酸が含まれています。パントテン酸はストレス緩和作用のある副腎皮質ホルモンの合成・促進に関与しており、ホルモンの分泌を整えコントロールする役割が期待できます。

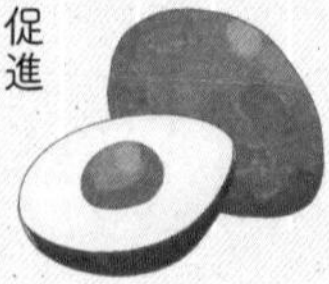

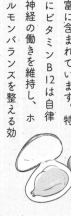

心も体もぽかぽか

ピリ辛チャウダー

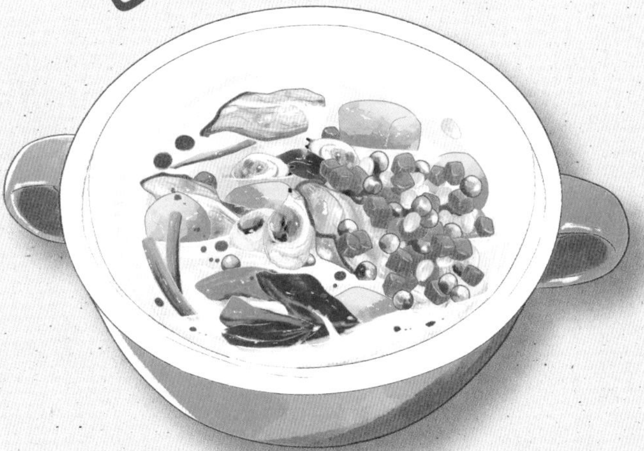

［材料（2人分）］

◉水…200ml　◉豆乳（無調整）…200ml　◉コンソメキューブ…1個
◉バター（有塩）…10g　◉ほうれん草…50g　◉アサリ（ボイルむき身）…50g
◉アボカド…1/2個　◉ミックスベジタブル…50g
◉ベーコン…ハーフ5枚（約35g）　◉ラー油…少々

［作り方］

1 ほうれん草は水で洗い一口大に切っておく
2 アボカドは皮をむき、種をとって一口大に切っておく
3 ベーコンは食べやすい大きさに切っておく
4 鍋に水とコンソメキューブを入れ、火にかける
5 沸騰したらミックスベジタブルを入れ、アサリと1 2 3も入れる
6 ほうれん草がくたっとなったら豆乳とバターを入れ、沸騰しない程度に温める
7 仕上げにラー油をひと回ししたら完成

カルシウムを多く含む食品

［100gあたりのカルシウム含有量］

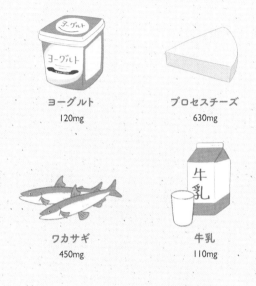

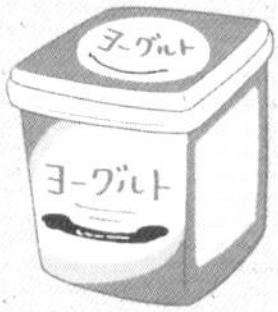

ヨーグルト
ヨーグルト

ヨーグルト
120mg

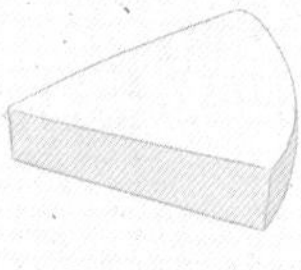

プロセスチーズ
630mg

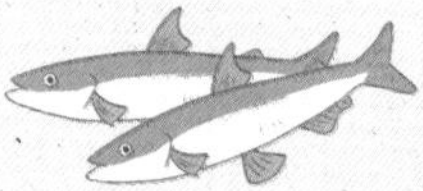

ワカサギ
450mg

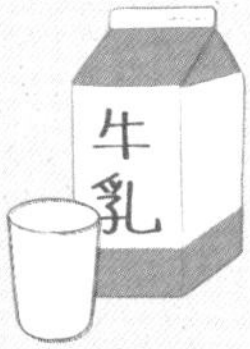

牛乳

牛乳
110mg

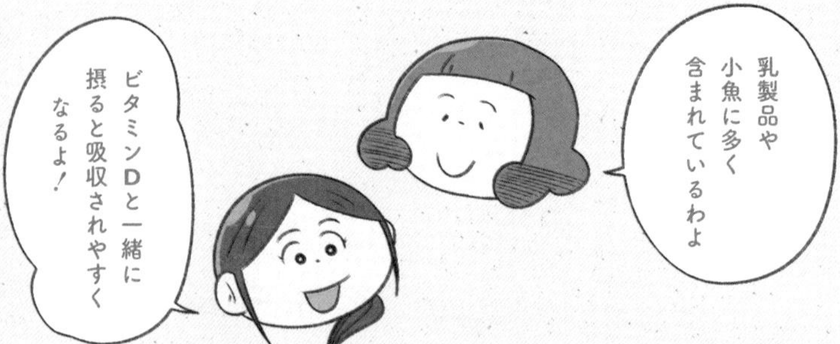

乳製品や小魚に多く含まれているわよ
ビタミンDと一緒に摂ると吸収されやすくなるよ！

【第7章】

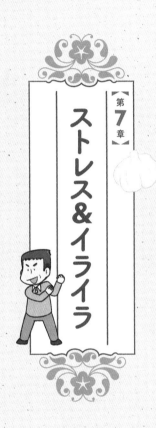

ストレス＆イライラ

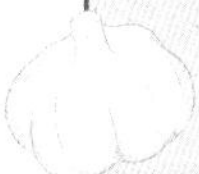

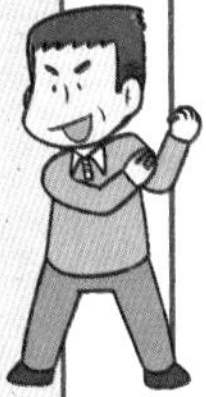

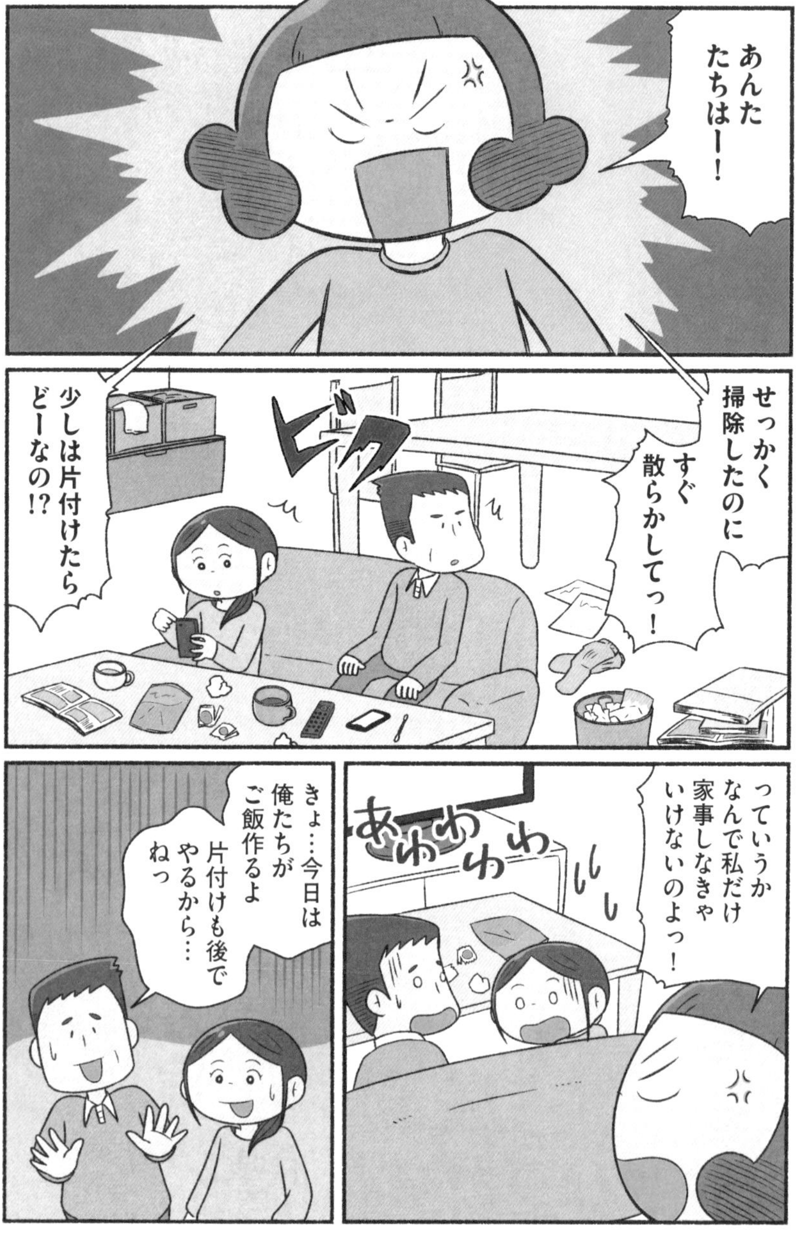

あんたたちはー！
せっかく掃除したのにすぐ散らかしてっ！
ビク
少しは片付けたらどーなの!?
っていうかなんで私だけ家事しなきゃいけないのよっ！
あわわわわ
きょ…今日は俺たちがご飯作るよ
片付けも後でやるから…ねっ

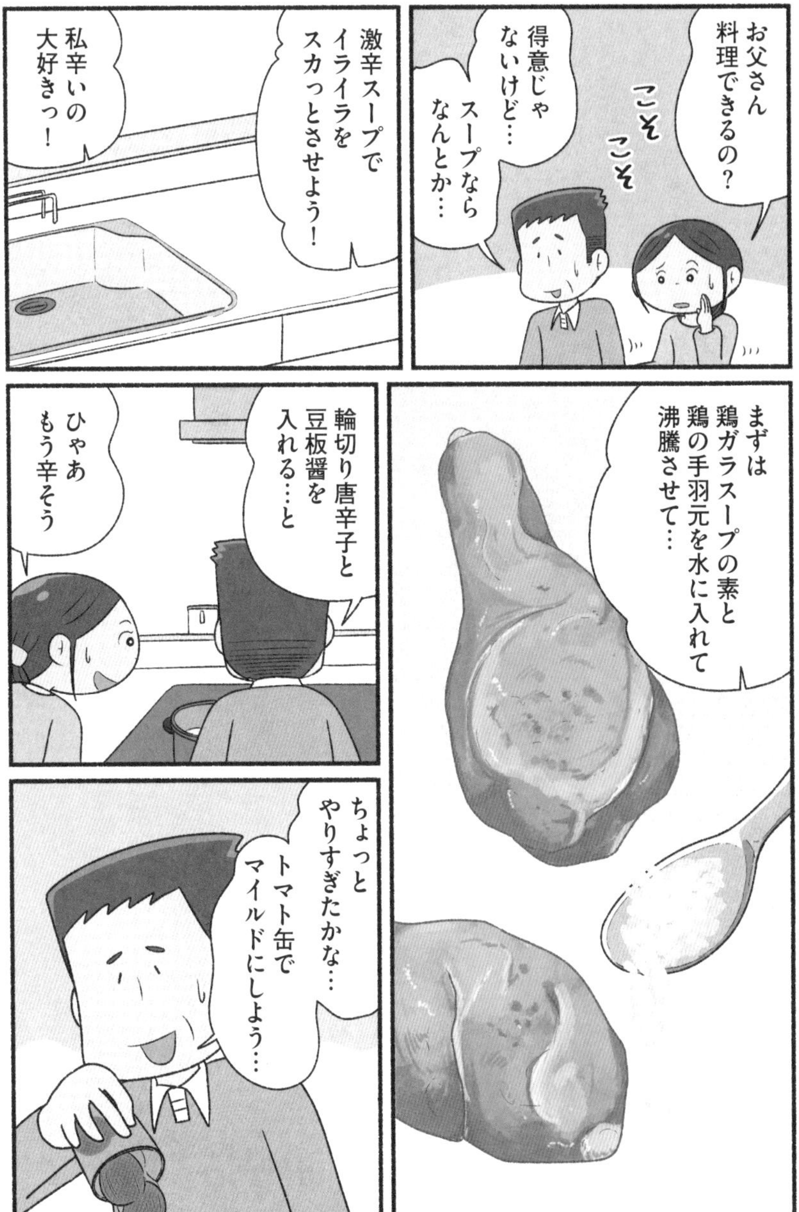
お父さん料理できるの？
こそこそ
得意じゃないけど…
スープならなんとか…
激辛スープでイライラをスカっとさせよう！
私辛いの大好きっ！
まずは鶏ガラスープの素と鶏の手羽元を水に入れて沸騰させて…
輪切り唐辛子と豆板醤を入れる…と
ひゃあもう辛そう
ちょっとやりすぎたかな…
トマト缶でマイルドにしよう…

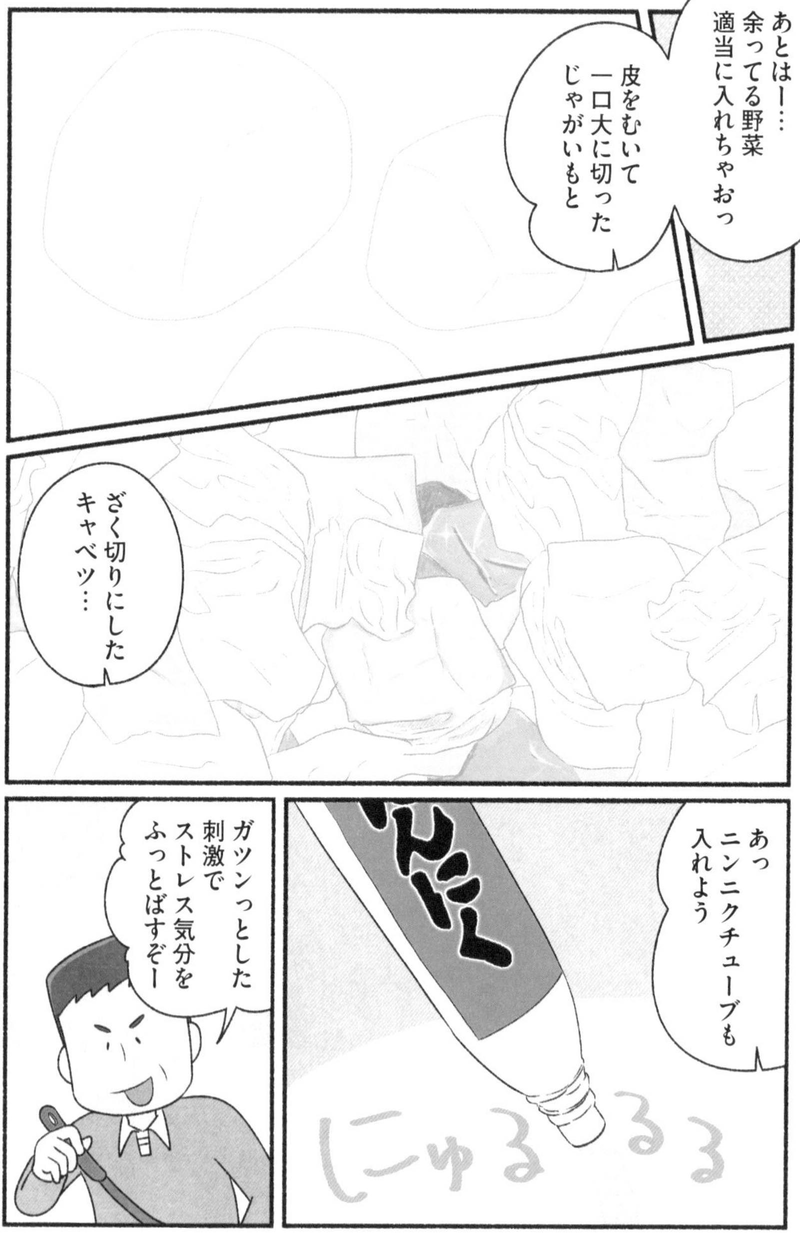
あとはー…
余ってる野菜
適当に入れちゃおっ
皮をむいて
一口大に切った
じゃがいもと
ざく切りにした
キャベツ…
あっ
ニンニクチューブも
入れよう
にゅるるる
ガツンっとした
刺激で
ストレス気分を
ふっとばすぞー

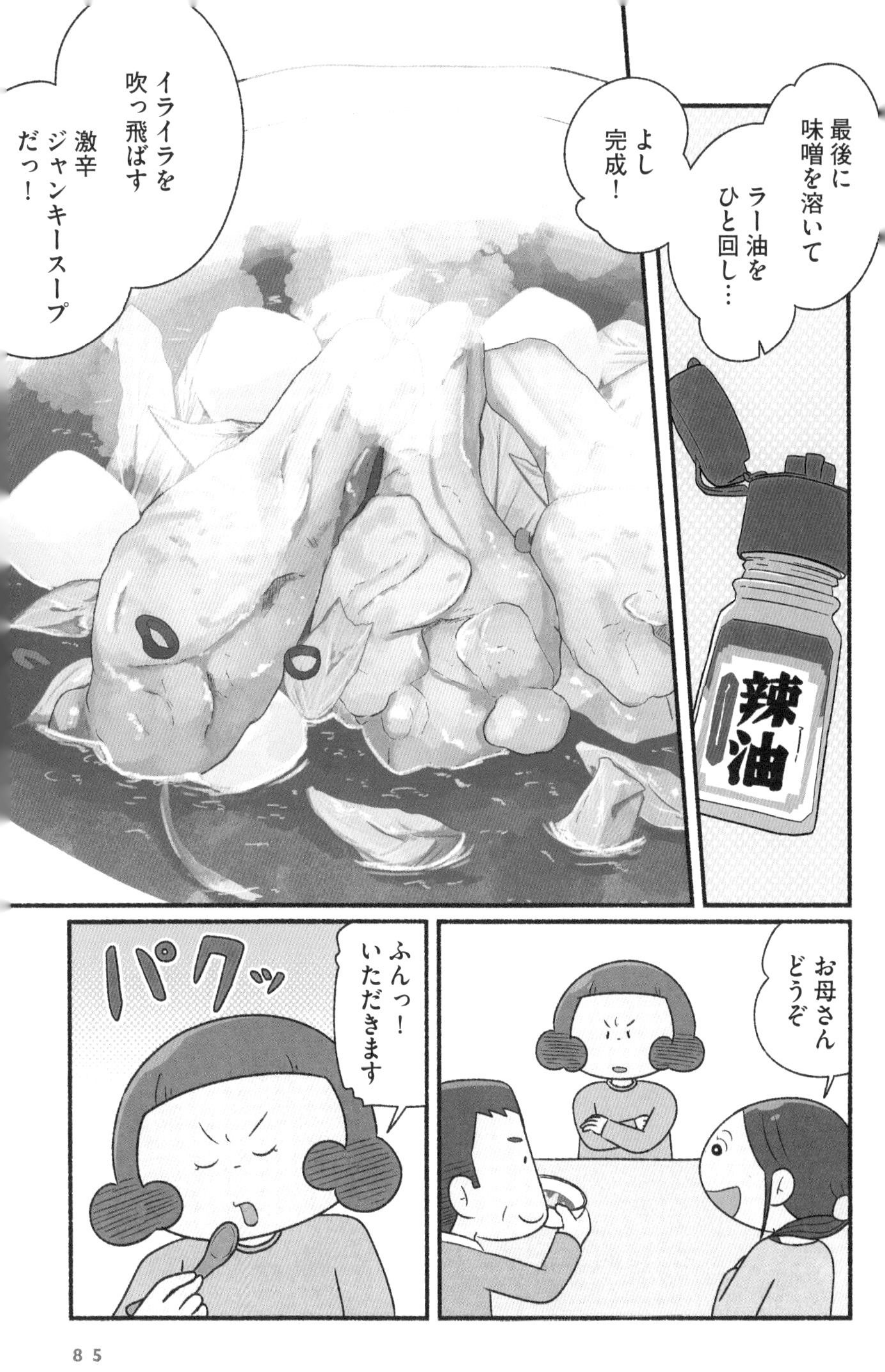
最後に味噌を溶いて
ラー油をひと回し…
よし完成！
イライラを吹っ飛ばす激辛ジャンキースープだっ！
辣油
お母さんどうぞ
ふんっ！いただきます
パクッ

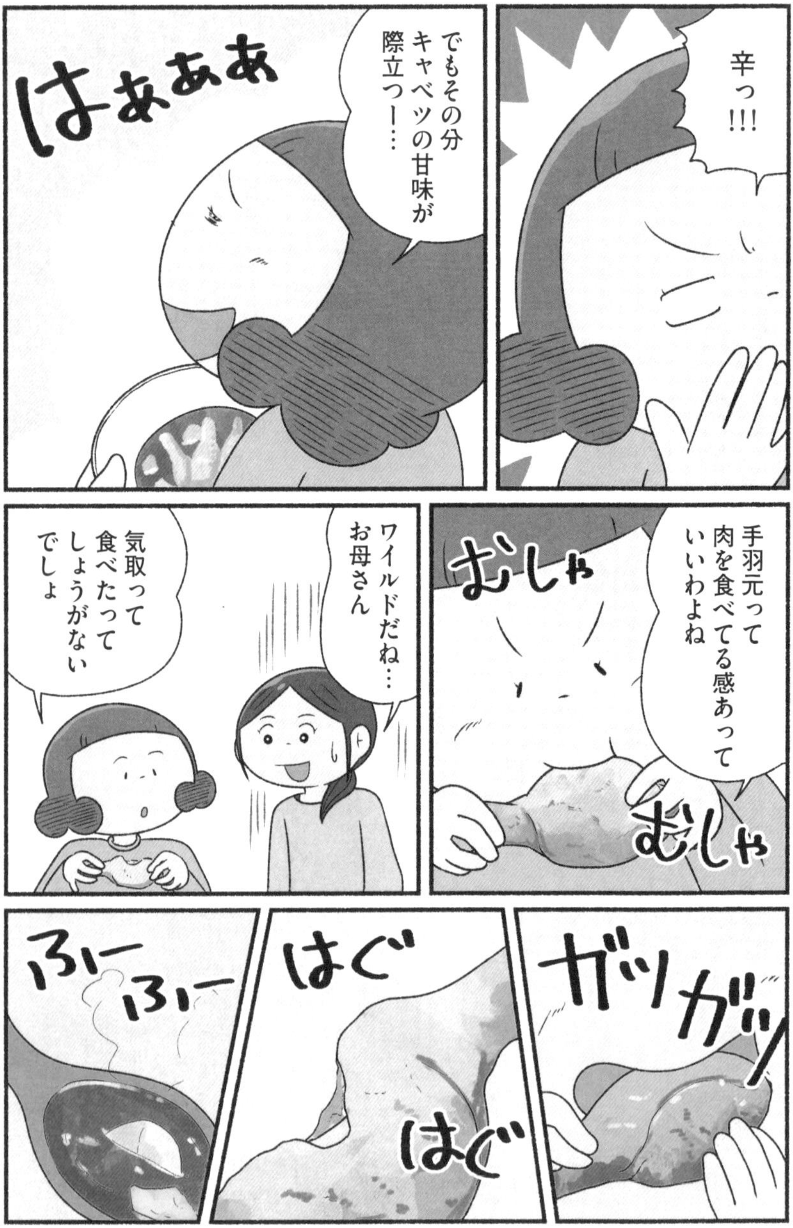
辛っ!!!
でもその分
キャベツの甘味が
際立つー…
はぁああ
むしゃ
手羽元って
肉を食べてる感あって
いいわよね
むしゃ
ワイルドだね…
お母さん
気取って
食べたって
しょうがない
でしょ
ガッガッ
はぐ
はぐ
ふー
ふー

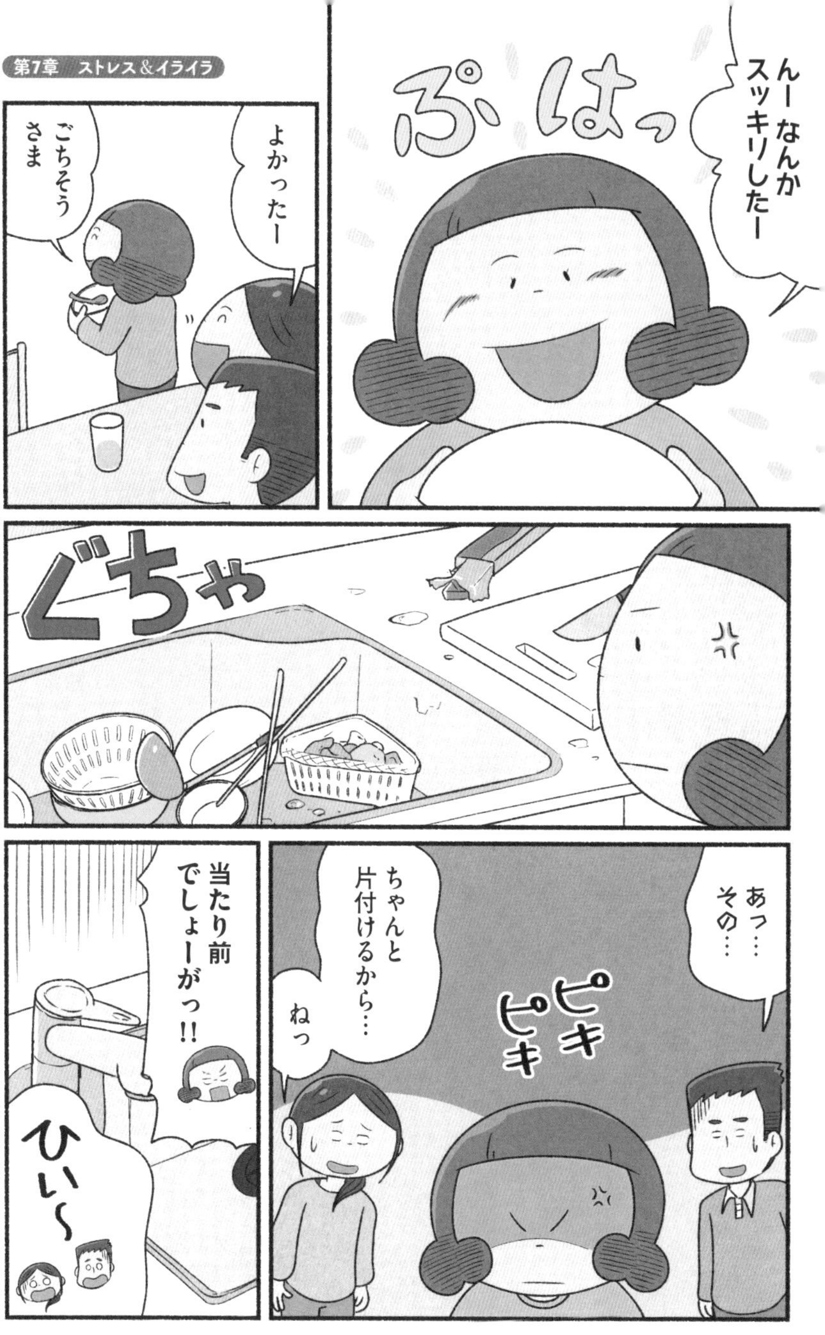
ぷはっ
んーなんか
スッキリしたー
よかったー
ごちそう
さま
ぐちゃ
あっ…
その…
ピキ
ピキ
ちゃんと
片付けるから…
ねっ
当たり前
でしょーがっ!!
ひぃ～

ストレスと辛いものの関係

辛さは味覚ではなく痛覚が刺激されて感じています。人が辛いものを食べると神経細胞は辛さを軽減させるため、エンドルフィンというホルモン物質を分泌します。エンドルフィンは幸福ホルモンとも呼ばれており、分泌されると気分が良くなります。これが繰り返されると脳が「辛いものを食べる＝気分が良くなる」と記憶し、ストレスが溜まると辛いものを食べたくなるそうです。

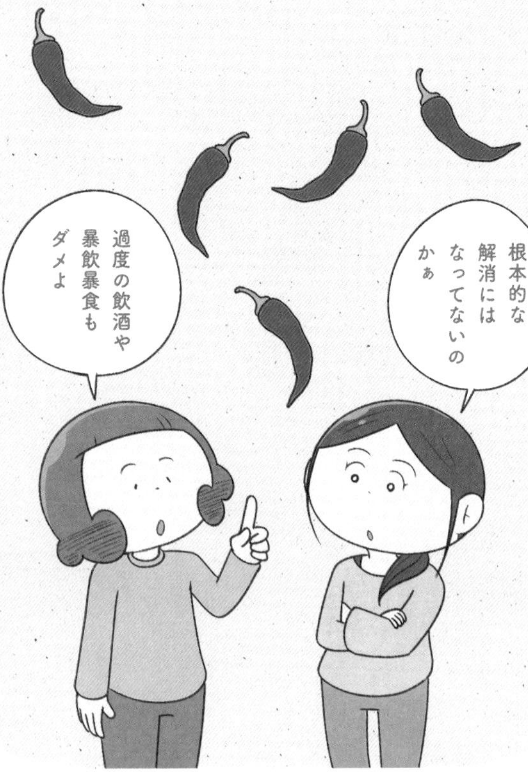
根本的な解消にはなってないのかぁ
過度の飲酒や暴飲暴食もダメよ

辛いけどあとをひくおいしさ！

激辛ジャンキースープ

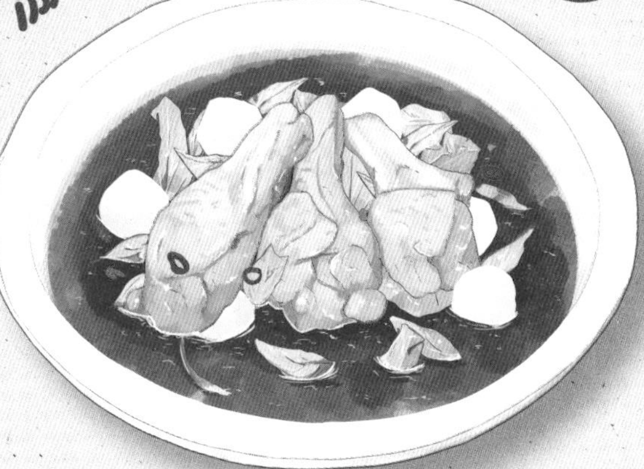

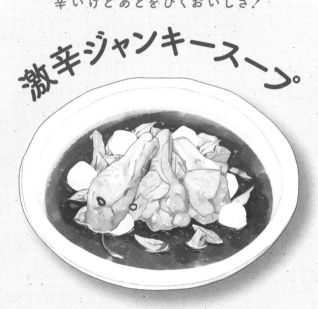

［材料（2人分）］

◉水…200ml　◉トマト缶…200g　◉鶏ガラスープの素…小さじ2
◉輪切り唐辛子…小さじ1　◉豆板醤…小さじ1（お好みで調整）
◉手羽元…6本　◉塩コショウ…少々　◉じゃがいも…1個　◉キャベツ…100g
◉にんにく…チューブ1cm　◉味噌…小さじ1　◉ラー油…ひと回し

［作り方］

1. 手羽元に塩コショウをかけておく
2. じゃがいもは皮をむき一口大に、キャベツはざく切りに切っておく
3. 鍋に水とトマト缶、1を入れ火にかける
4. 沸騰したら鶏ガラスープの素と2を入れ、火が通るまで煮込む
5. 4に輪切り唐辛子と豆板醤、にんにくを入れ、味噌を溶き入れる
6. 仕上げにラー油をひと回しして完成

辛味の種類

辛味は大まかにホット系とシャープ系に分けることができます。

ホット系

唐辛子のようにあとから熱くなるような辛さ

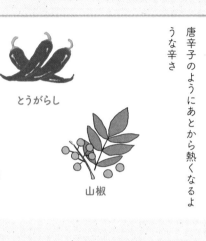

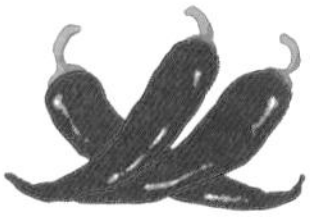

とうがらし

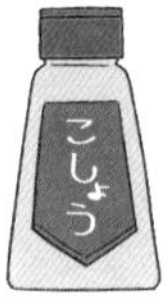

コショウ

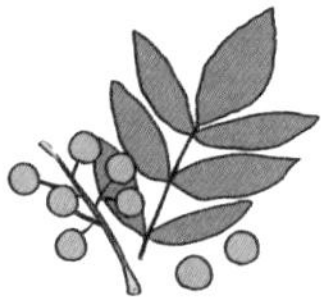

山椒

シャープ系

わさびのように鼻にツーンとくるような辛さ

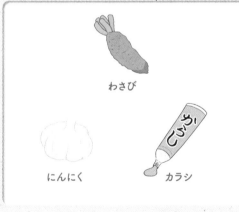

わさび

にんにく

カラシ

食べたいものを我慢しない！

がっつりジャンキースープ

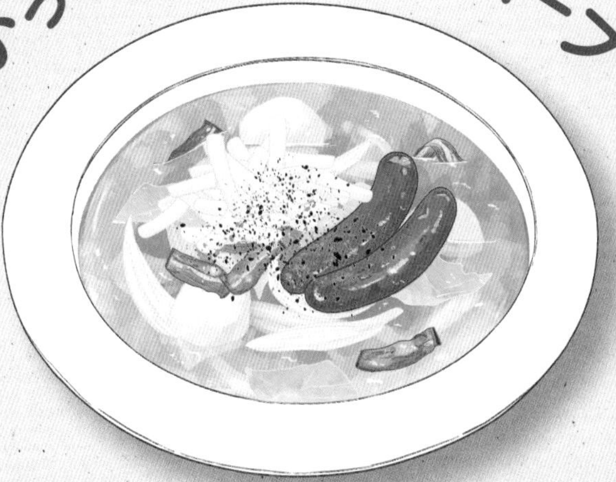

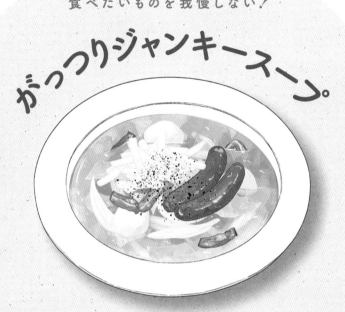

［材料（2人分）］

◉水…400ml　◉コンソメキューブ…1個　◉ベーコン…ハーフ5枚（約35g）
◉ウインナー…4本　◉じゃがいも…1/2個　◉キャベツ…50g
◉たまねぎ…1/4個　◉にんにく…チューブ1cm
◉ピザ用チーズ…ひとつかみ×2　◉黒胡椒…適量

［作り方］

1 ベーコンは一口大に切っておく
2 じゃがいもは皮をむき6当分に切る
3 キャベツはざく切りにし、たまねぎはスライスしておく
4 鍋に水とコンソメキューブ、にんにく、1と2を入れてしばらく煮込む
5 じゃがいもに火が通ったら3とウインナーを入れ再び煮込む
6 器に移しピザ用チーズを乗せ黒胡椒をかけて完成

ジャンキースープアレンジ

カレールーを溶かしてカレーに

スープを温め一旦火を止めカレールーを溶かすだけ！カレーはどんな具材でも受け止めてくれます。

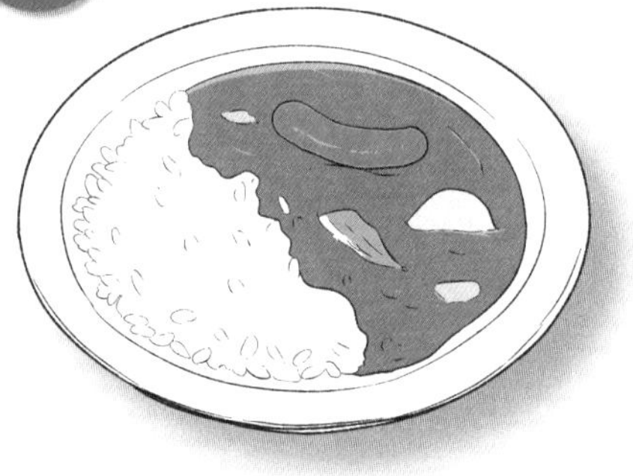

トマト缶を入れればトマトスープに

スープを温めトマトホール缶を入れ、トマトを潰すように混ぜて完成。パスタやご飯を入れてもおいしい。

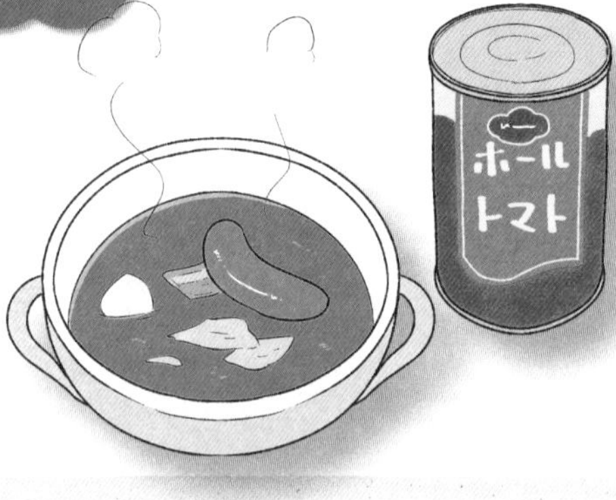

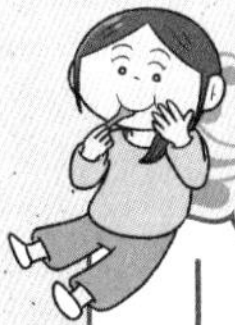

第8章
貧血

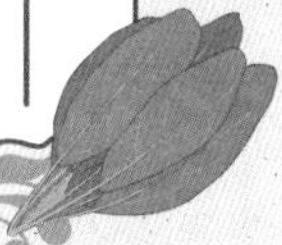

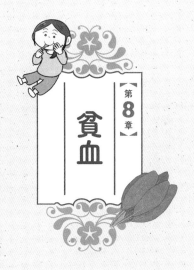

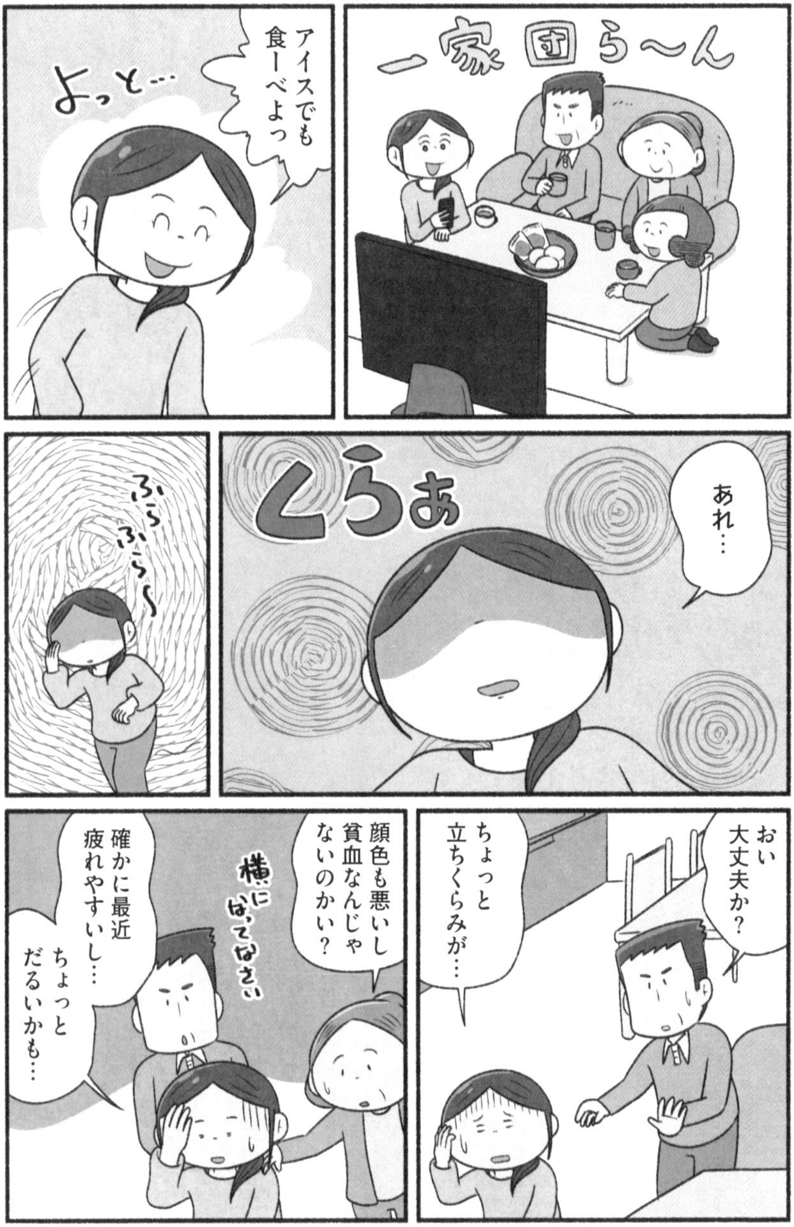
一家団ら〜ん
アイスでも食ーべよっ
よっと…
くらぁ
あれ…
ふらふら〜
おい大丈夫か？
ちょっと立ちくらみが…
顔色も悪いし貧血なんじゃないのかい？
横になってなさい
確かに最近疲れやすいし…
ちょっとだるいかも…

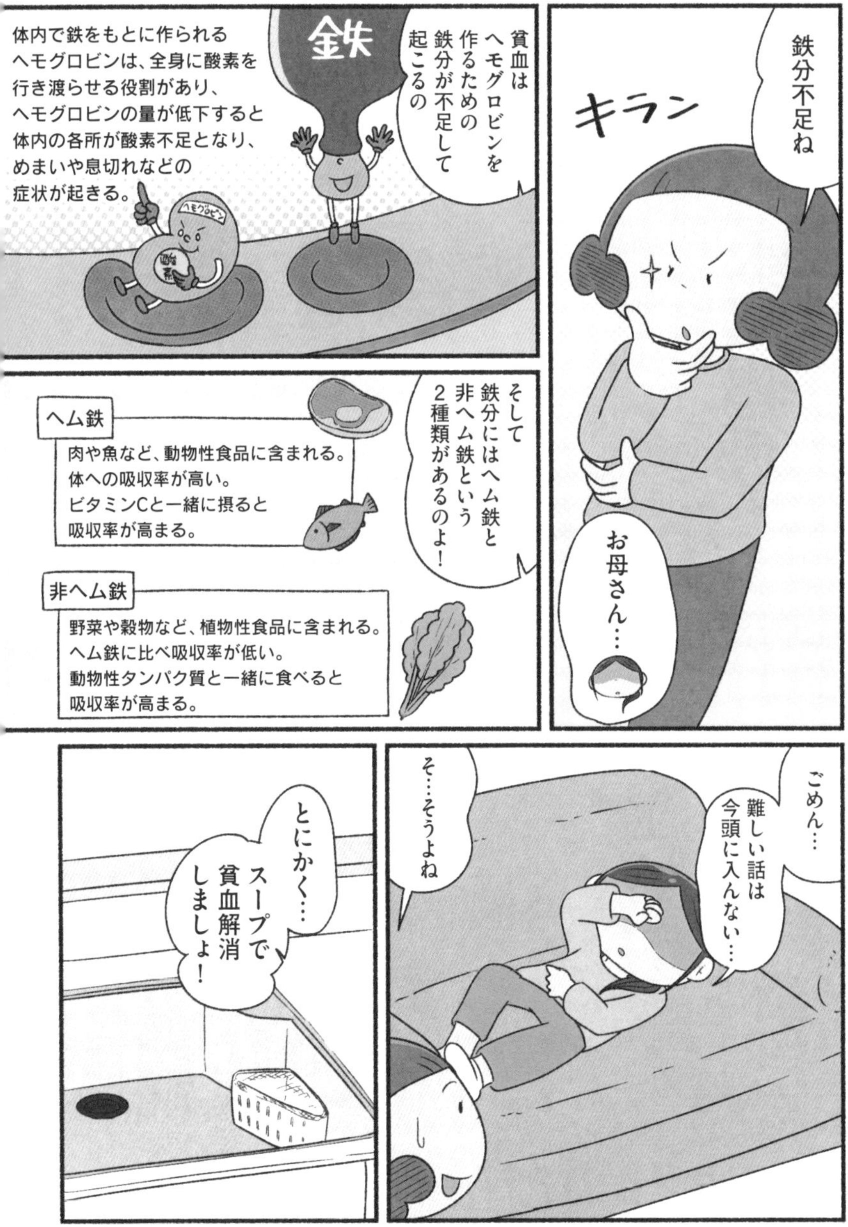
鉄分不足ね
キラン
お母さん…
貧血はヘモグロビンを作るための鉄分が不足して起こるの
鉄
体内で鉄をもとに作られるヘモグロビンは、全身に酸素を行き渡らせる役割があり、ヘモグロビンの量が低下すると体内の各所が酸素不足となり、めまいや息切れなどの症状が起きる。
ヘモグロビン
そして鉄分にはヘム鉄と非ヘム鉄という2種類があるのよ!
ヘム鉄
肉や魚など、動物性食品に含まれる。体への吸収率が高い。ビタミンCと一緒に摂ると吸収率が高まる。
非ヘム鉄
野菜や穀物など、植物性食品に含まれる。ヘム鉄に比べ吸収率が低い。動物性タンパク質と一緒に食べると吸収率が高まる。
ごめん…
難しい話は今頭に入んない…
そ…そうよね
とにかく…
スープで貧血解消しましょ!

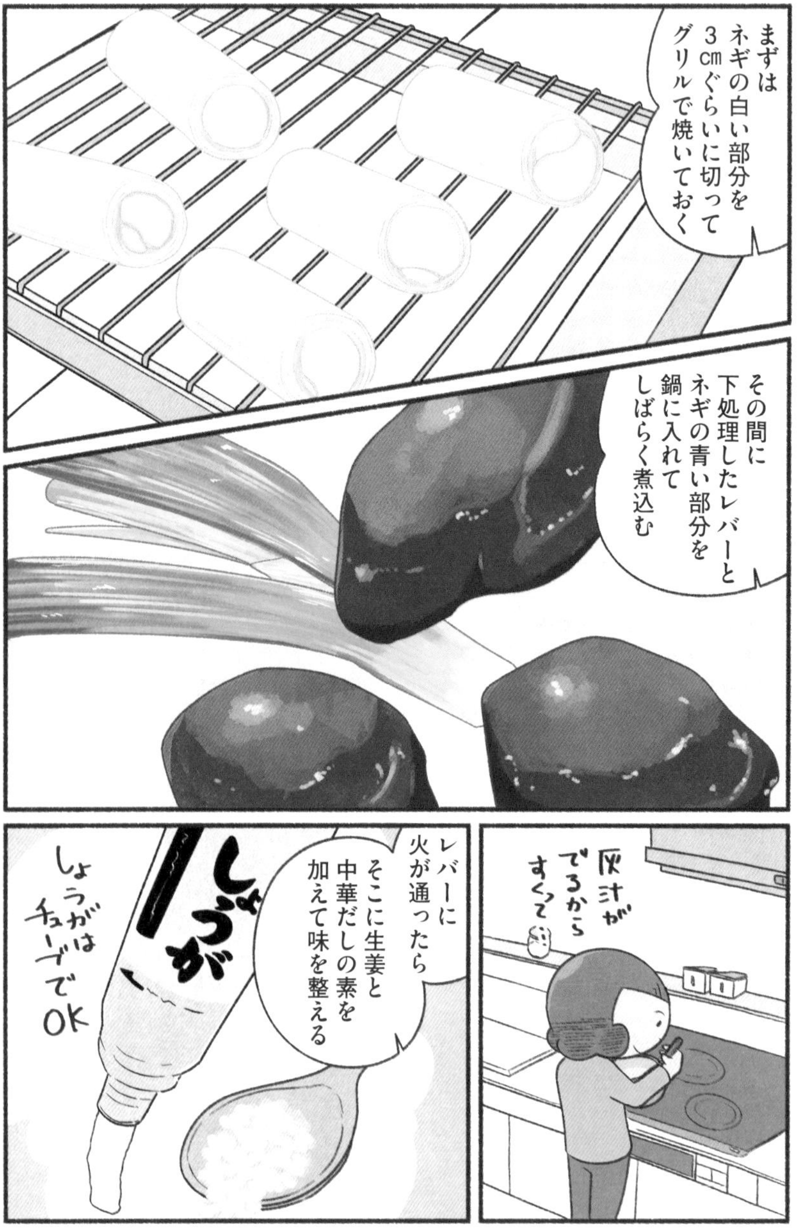
まずは ネギの白い部分を ３㎝ぐらいに切って グリルで焼いておく
その間に 下処理したレバーと ネギの青い部分を 鍋に入れて しばらく煮込む
灰汁がでるからすくって
レバーに火が通ったら そこに生姜と 中華だしの素を 加えて味を整える
しょうが
しょうがはチューブでOK

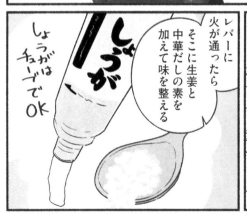

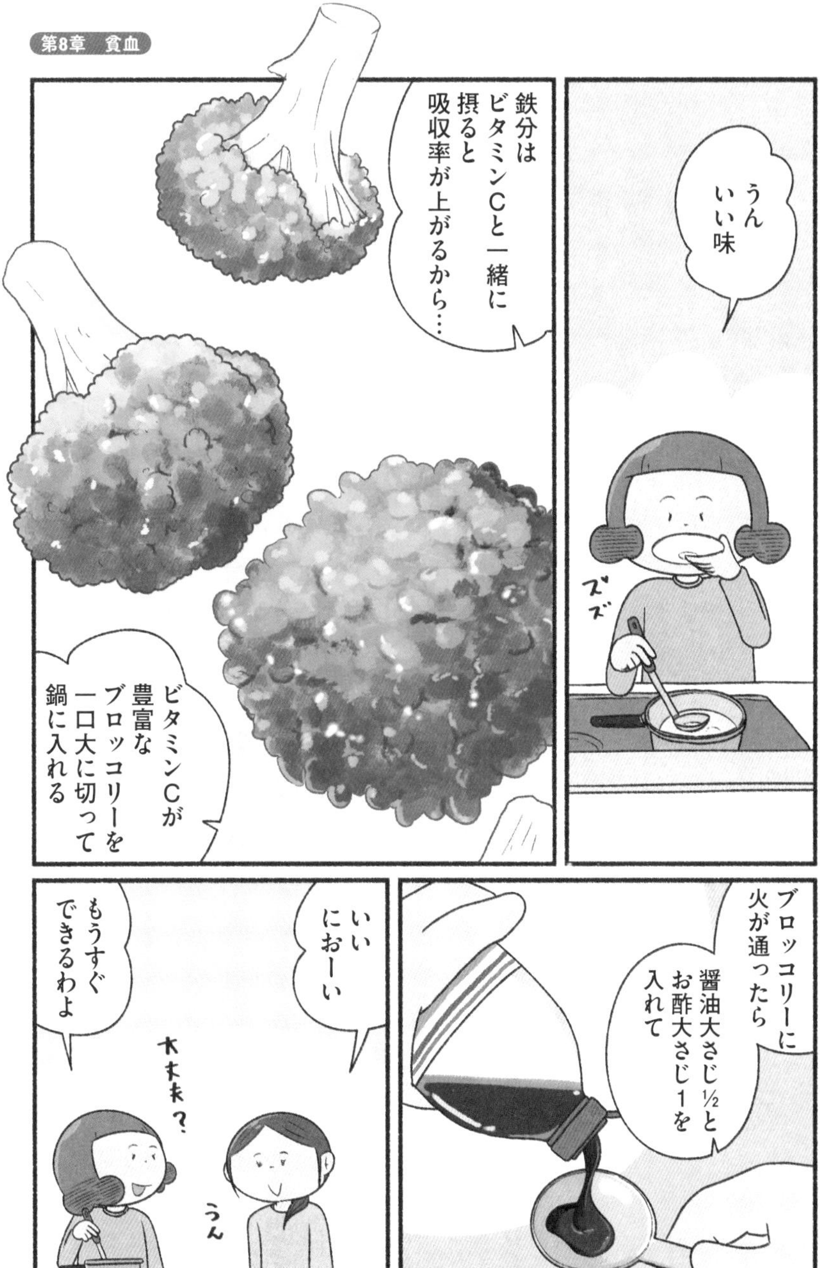
うん
いい味
ズズ
鉄分は
ビタミンCと一緒に
摂ると
吸収率が上がるから…
ビタミンCが
豊富な
ブロッコリーを
一口大に切って
鍋に入れる
ブロッコリーに
火が通ったら
醤油大さじ½と
お酢大さじ1を
入れて
いい
におーい
ホホホ？
うん
もうすぐ
できるわよ

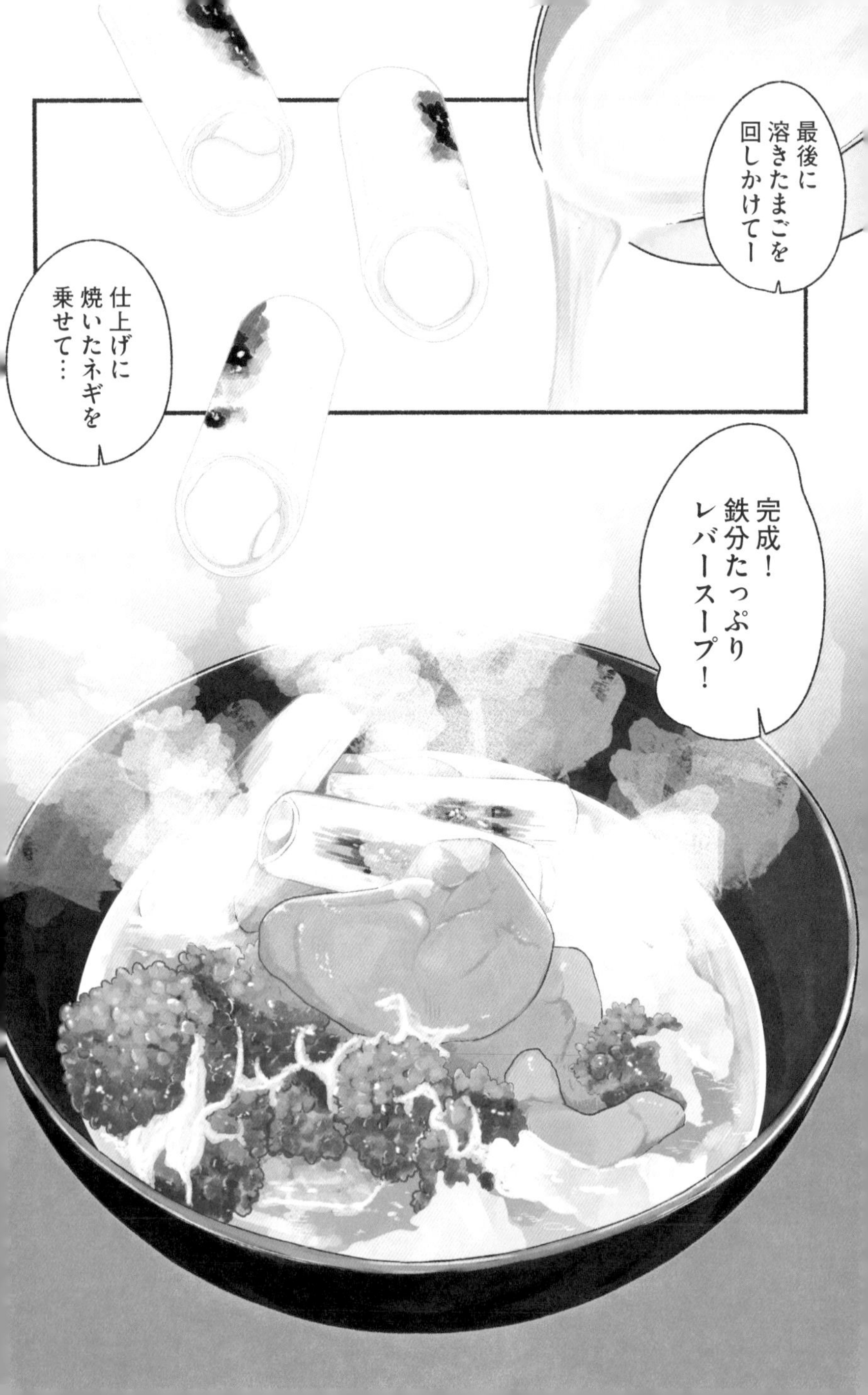
最後に溶きたまごを回しかけてー
仕上げに焼いたネギを乗せて…
完成！鉄分たっぷりレバースープ！

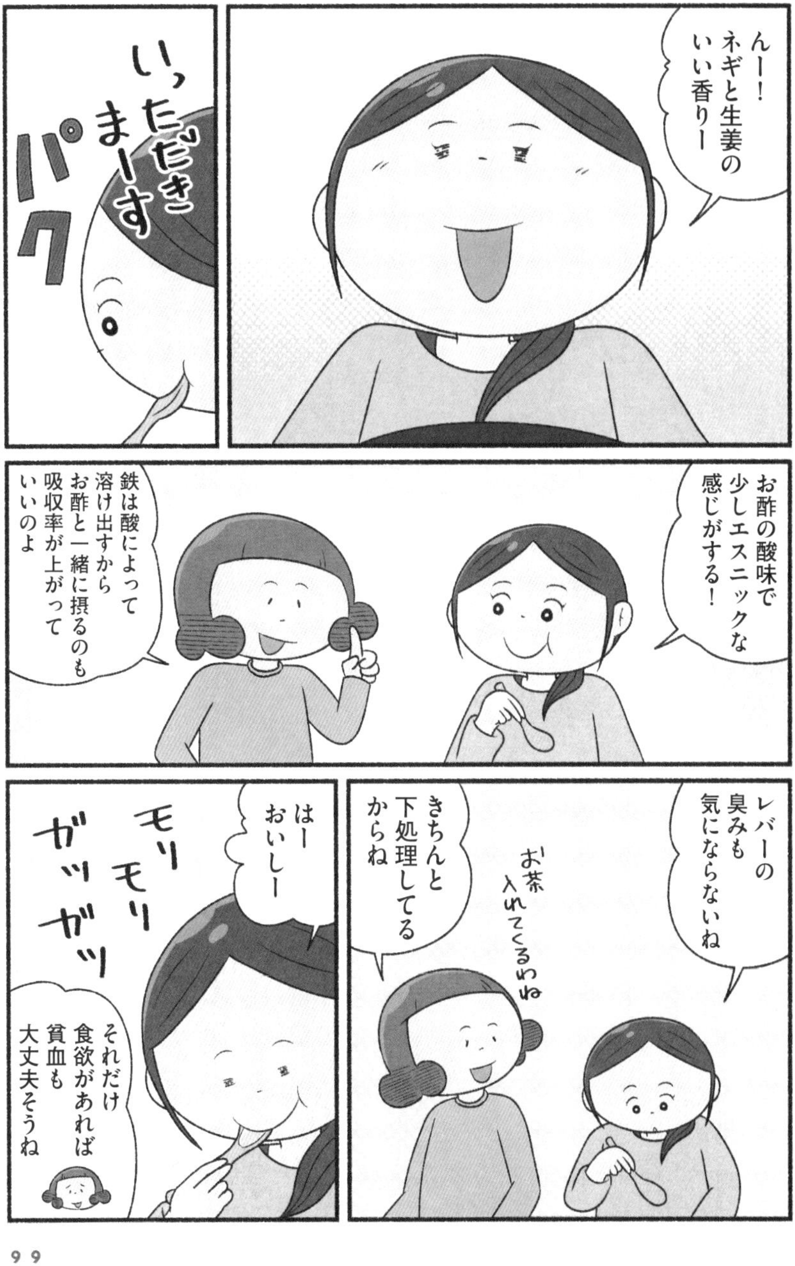
んー！
ネギと生姜の
いい香りー
いったださまーす
パク
お酢の酸味で
少しエスニックな
感じがする！
鉄は酸によって
溶け出すから
お酢と一緒に摂るのも
吸収率が上がって
いいのよ
レバーの
臭みも
気にならないね
お茶
入れてくるわね
きちんと
下処理してる
からね
はー
おいしー
モリ
モリ
ガツガツ
それだけ
食欲があれば
貧血も
大丈夫そうね

貧血予防に摂りたい食材①

レバー

鉄分が非常に多く含まれています。肉に含まれる鉄は「ヘム鉄」と呼ばれ吸収率も高く効率良く摂取できます。

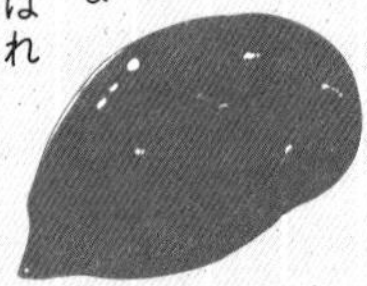

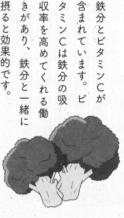

たまご

植物性の食品に含まれる鉄分「非ヘム鉄」が含まれています。その他にも多くの栄養素が含まれており効率良く栄養を補うことができます。

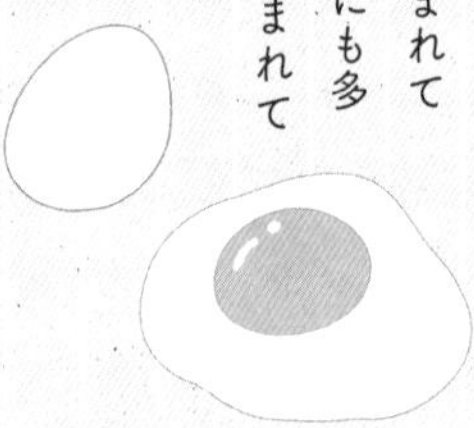

ブロッコリー

鉄分とビタミンCが含まれています。ビタミンCは鉄分の吸収率を高めてくれる働きがあり、鉄分と一緒に摂ると効果的です。

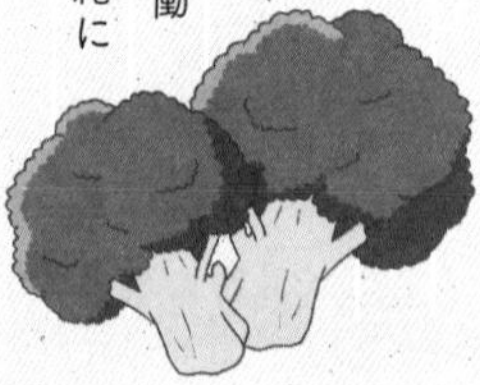

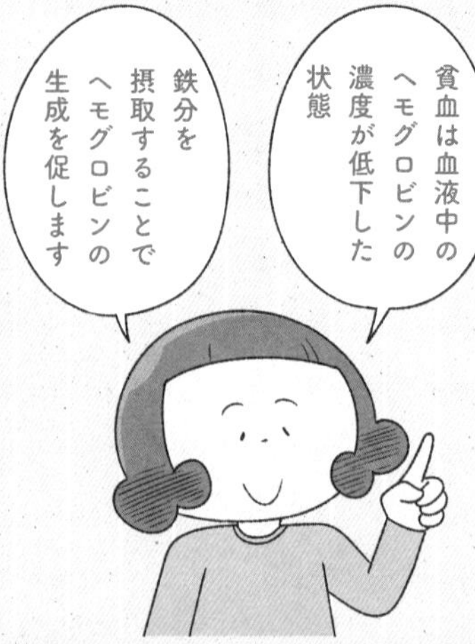
貧血は血液中のヘモグロビンの濃度が低下した状態
鉄分を摂取することでヘモグロビンの生成を促します

手軽に貧血予防！

鉄分たっぷり！ レバースープ

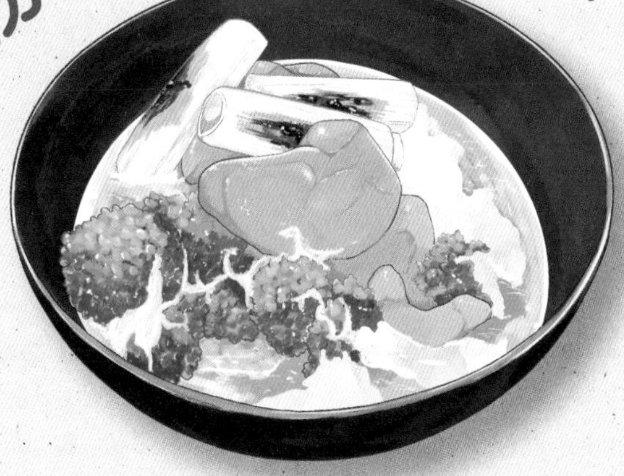

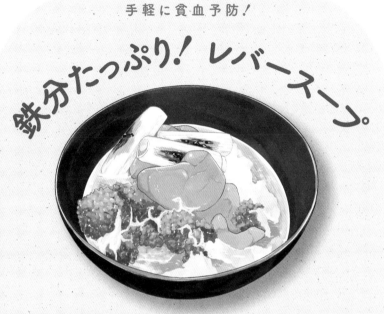

［材料（2人分）］

◉水…400ml ◉鶏レバー…200g ◉ブロッコリー…100g
◉ネギ…1本 ◉中華だし…小さじ1 ◉醤油…大さじ1/2
◉お酢…大さじ1 ◉たまご…1個 ◉生姜（チューブ）…1cm

［作り方］

1. ネギは白い部分と青い部分に切り分け、白い部分を3cm幅くらいに切る
2. 1の白い部分をグリルで焦げ目がつくまで焼く
3. ブロッコリーは一口大に切っておく
4. 鍋に水400mlと中華だし、生姜、ネギの青い部分を入れ沸騰させ、沸騰したら下処理した鶏レバーを入れる
5. レバーに火が通ったら2と3を入れる
6. ネギの青い部分を取り出し、醤油とお酢を入れ、溶きたまごを回し入れて完成

貧血予防に摂りたい食材❷

水菜

ビタミンCが豊富に含まれています。また鉄分も含まれているため貧血予防にも効果的です。

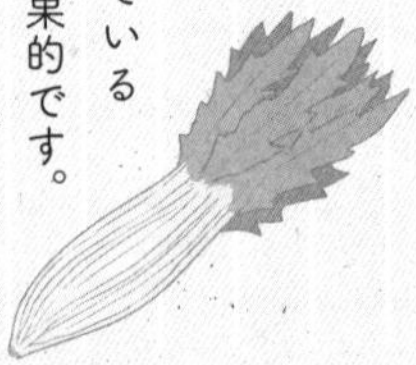

カツオ

「ヘム鉄」やビタミンB12を多く含みます。またタンパク質も多く含まれており鉄分の吸収率が高い食材といえます。

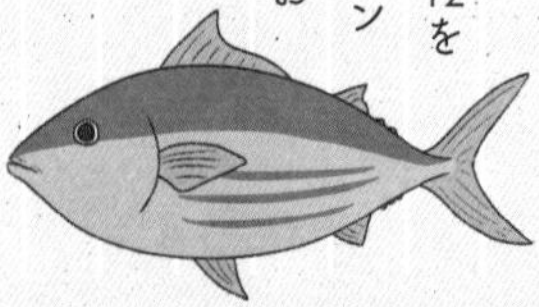

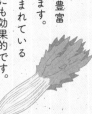

海苔

鉄分やカルシウムなどのミネラルが豊富に含まれています。その他ビタミンや食物繊維などの栄養素も多く含まれており、健康維持の効果が期待できます。

ほうれん草

「非ヘム鉄」が多く含まれています。ビタミンCも含まれているため鉄分を効率良く吸収できます。

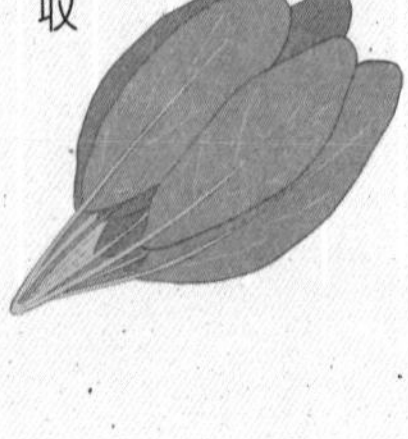

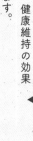

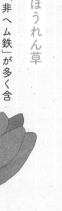

お出汁がしみる！

カツオのハリハリスープ

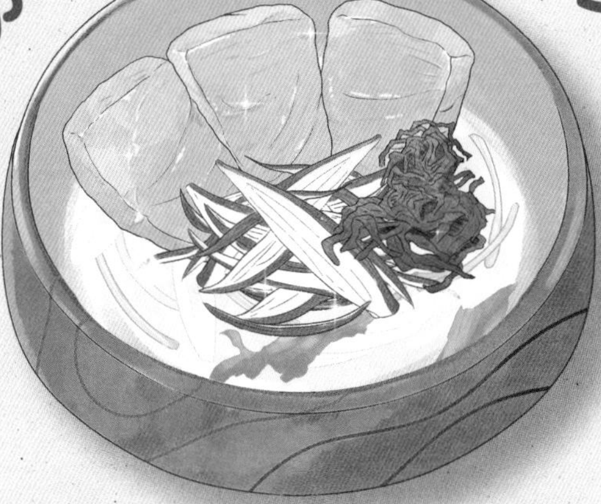

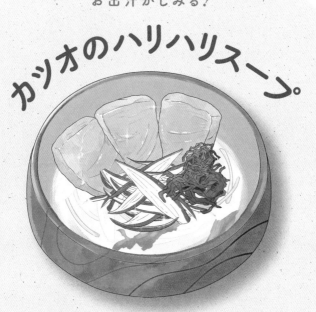

［材料（2人分）］

◉水…400ml　◉カツオ…150g　◉酒…大さじ1　◉水菜…50g
◉みょうが…1本　◉ネギ…1/2本　◉大葉…5枚　◉生姜…チューブ1cmほど
◉白だし…大さじ1　◉かつお顆粒だし…小さじ1

［作り方］

1. カツオは一口大に切り酒にひたしておく
2. 水菜は一口大に、ネギは薄くスライスしておく
3. みょうがは縦に千切り、大葉は細切りにしておく
4. 鍋に水と白だし、かつお顆粒だしと生姜を入れ火にかける
5. 沸騰したら1を入れ、火が通ったら2を入れ再び沸騰させる
6. 器に移し3を乗せて完成

新鮮なレバーの見分け方

鮮やかな赤味で光沢があるか

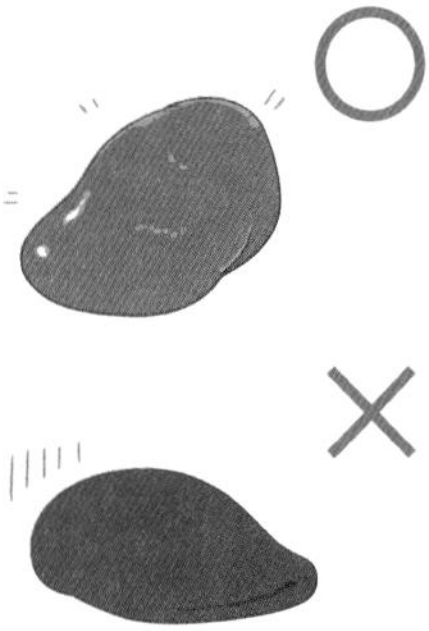

カットされている場合は
角が立っているか

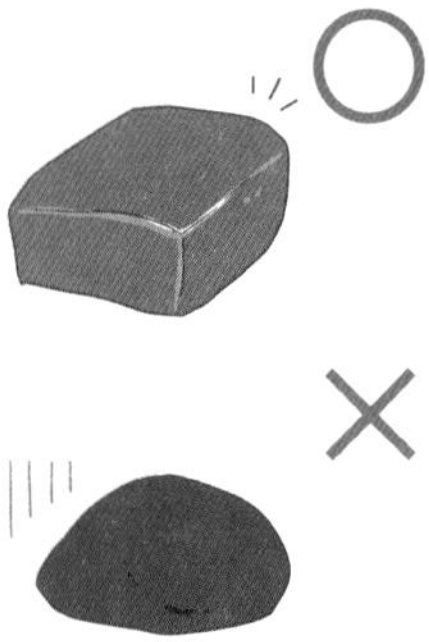

鶏レバーの下処理方法

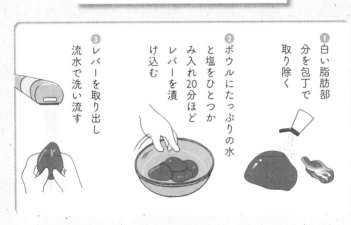

❶白い脂肪部分を包丁で取り除く

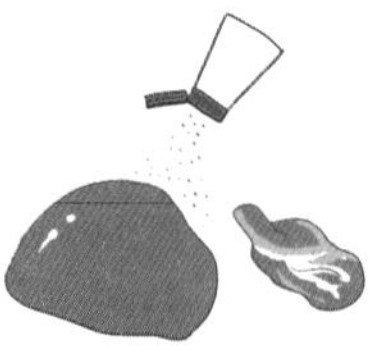

❷ボウルにたっぷりの水と塩をひとつかみ入れ20分ほどレバーを漬け込む

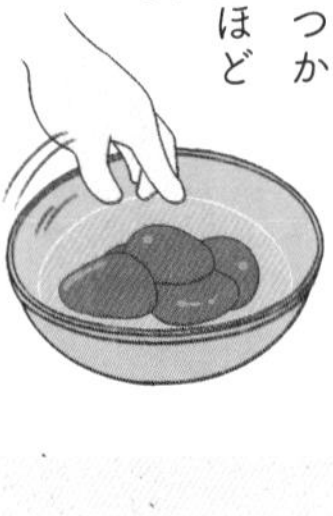

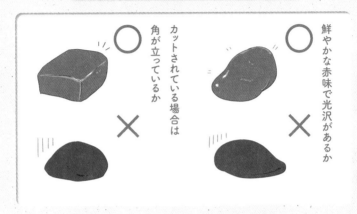

❸レバーを取り出し流水で洗い流す

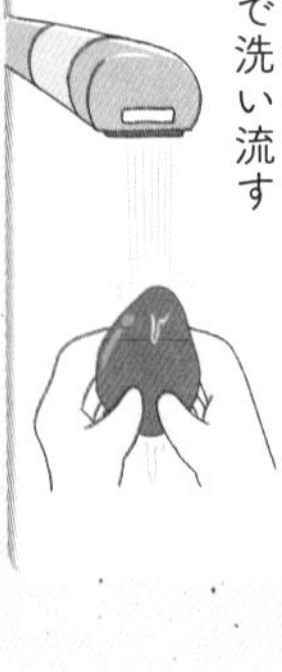

【第9章】むくみ

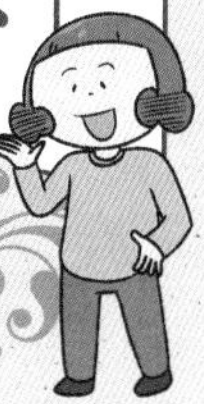

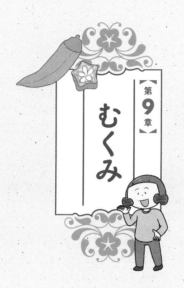

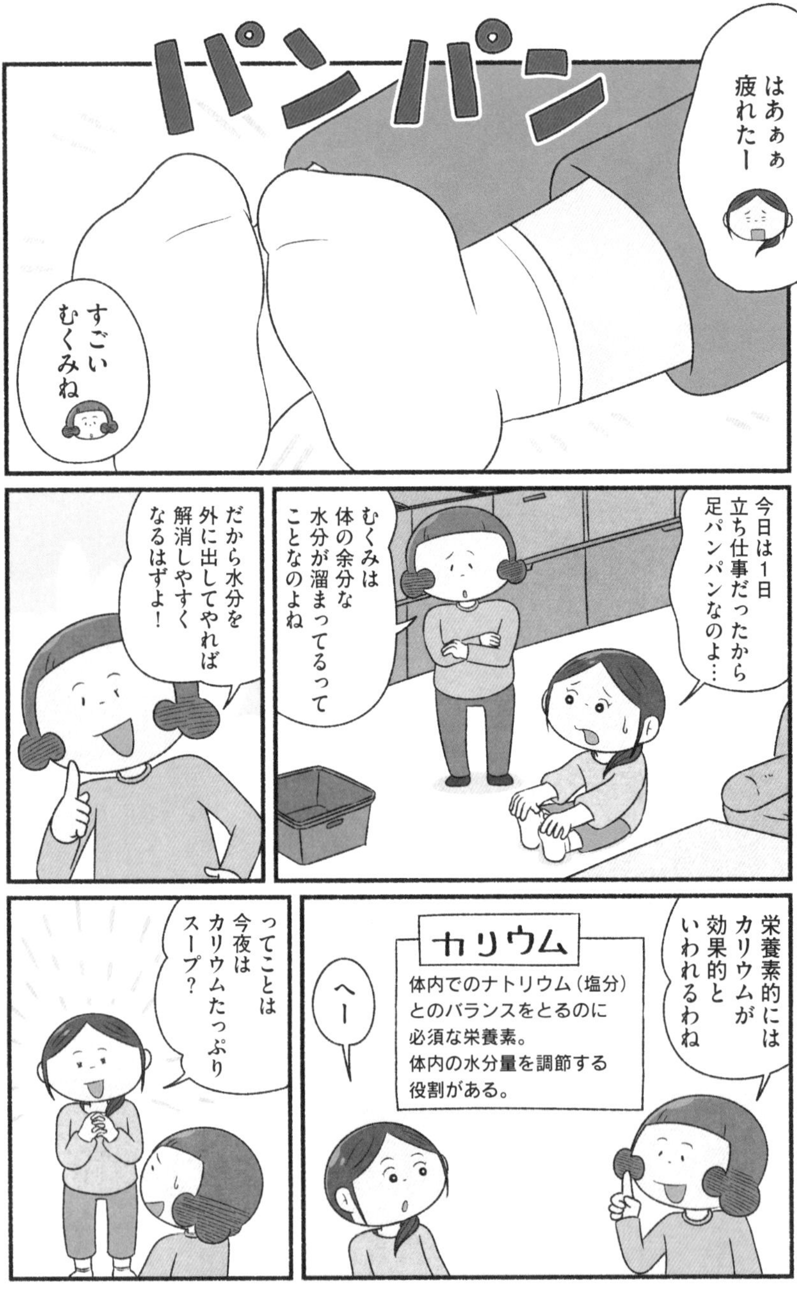
パンパン
はあぁぁ 疲れたー
すごい むくみね
今日は1日 立ち仕事だったから 足パンパンなのよ…
むくみは 体の余分な 水分が溜まってるって ことなのよね
だから水分を 外に出してやれば 解消しやすく なるはずよ！
栄養素的には カリウムが 効果的と いわれるわね
カリウム
体内でのナトリウム（塩分）とのバランスをとるのに必須な栄養素。体内の水分量を調節する役割がある。
へー
ってことは 今夜は カリウムたっぷり スープ？

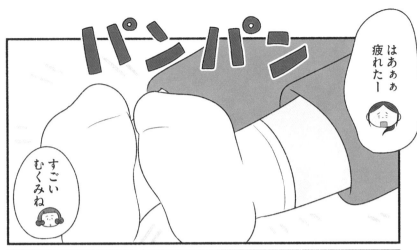

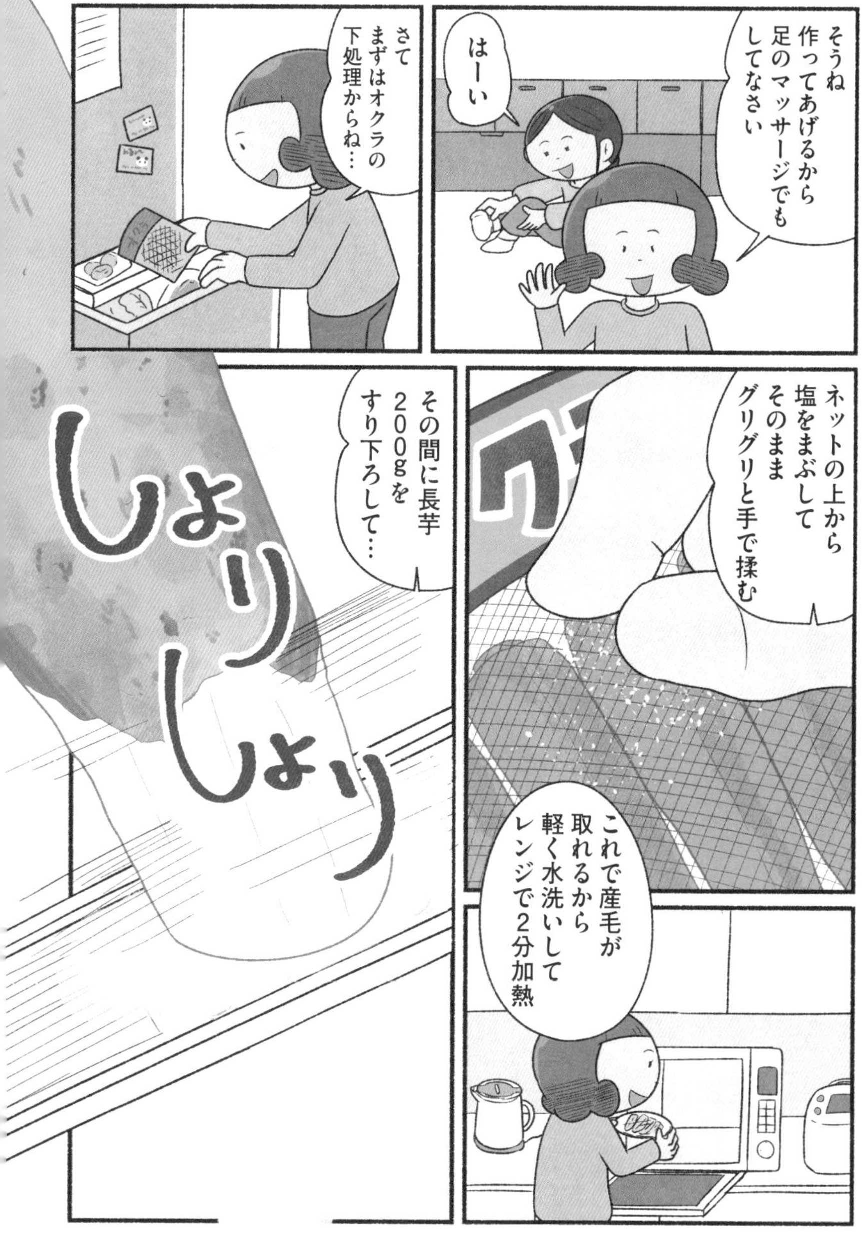
そうね
作ってあげるから
足のマッサージでも
してなさい
はーい
さて
まずはオクラの
下処理からね…
ネットの上から
塩をまぶして
そのまま
グリグリと手で揉む

これで産毛が
取れるから
軽く水洗いして
レンジで2分加熱

その間に長芋
200gを
すり下ろして…
しょり
しょり

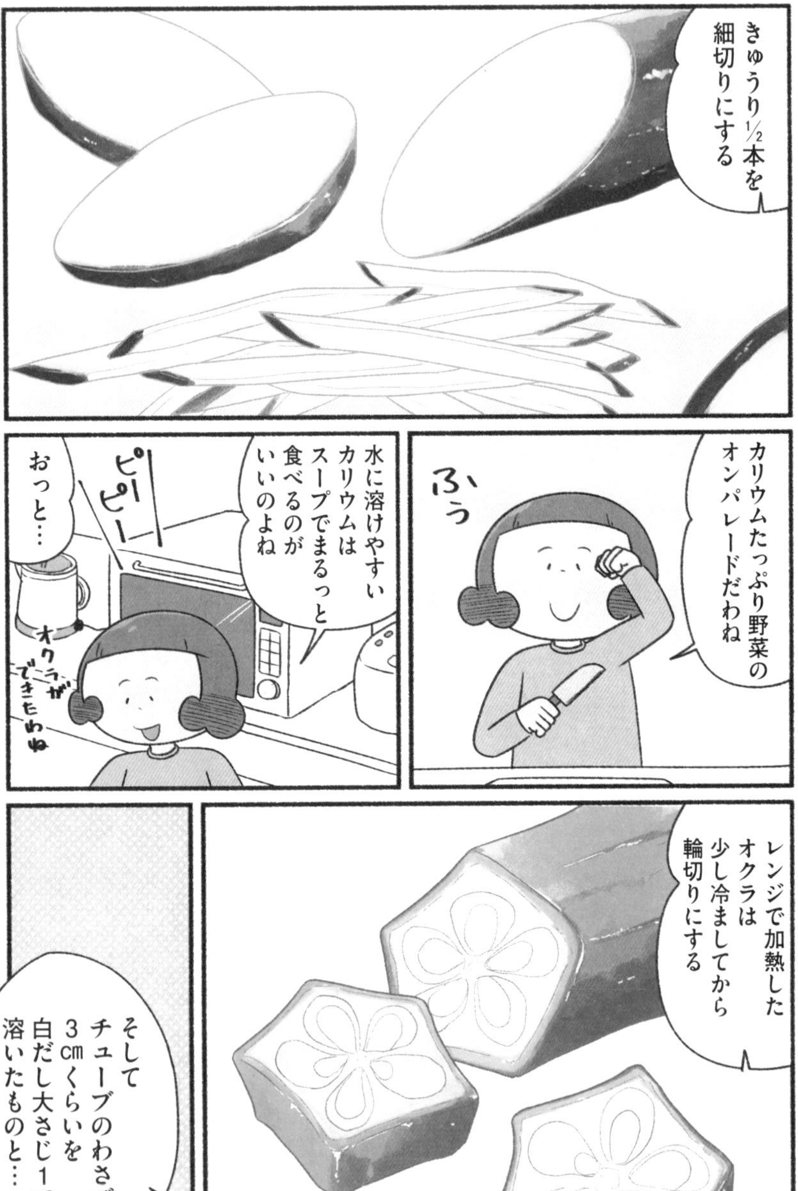
きゅうり1/2本を細切りにする
ふう
カリウムたっぷり野菜のオンパレードだわね
水に溶けやすいカリウムはスープでまるっと食べるのがいいのよね
ピーピー
オクラができたわね
おっと…
レンジで加熱したオクラは少し冷ましてから輪切りにする
そしてチューブのわさび3㎝くらいを白だし大さじ1で溶いたものと…

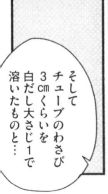

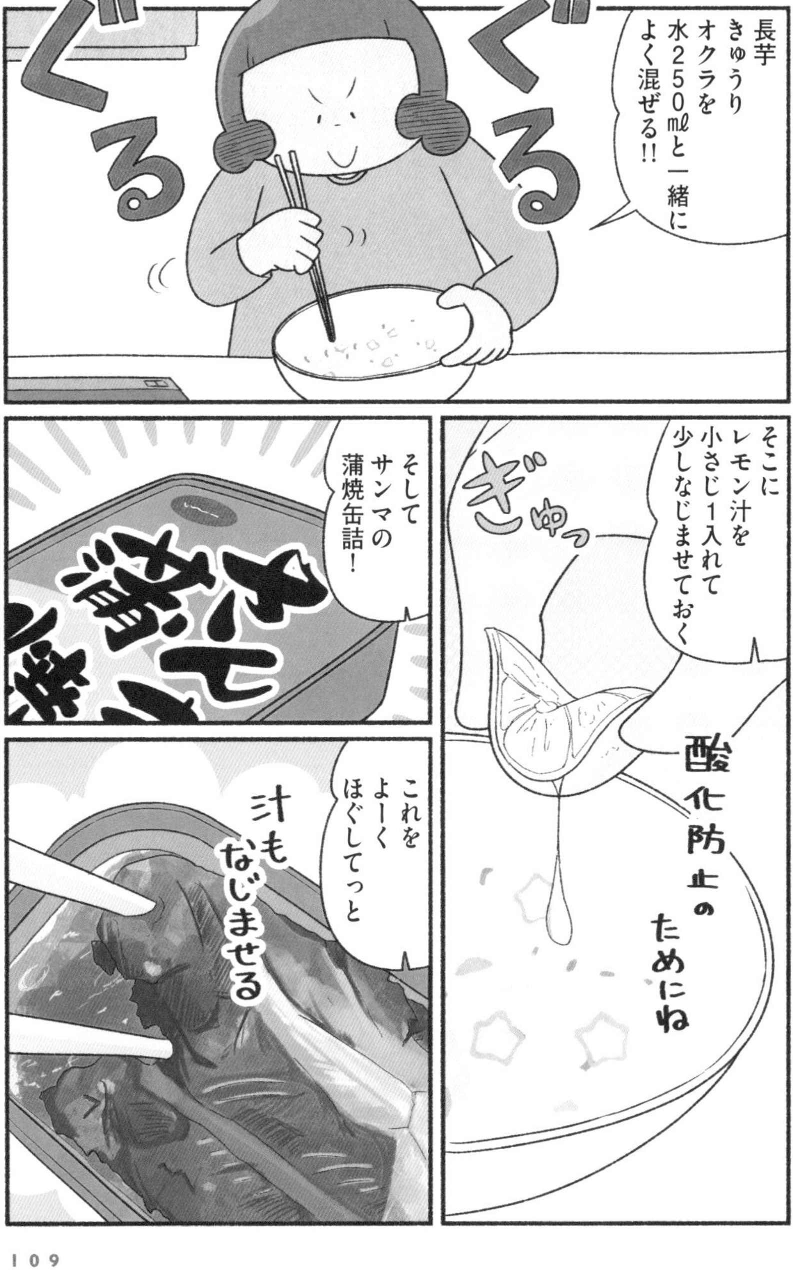
ぐるぐる
長芋
きゅうり
オクラを
水250mℓと一緒に
よく混ぜる!!
ぎゅっ
そこに
レモン汁を
小さじ1入れて
少しなじませておく
酸化防止のためにね
そして
サンマの
蒲焼缶詰!
これを
よーく
ほぐしてっと
汁もなじませる

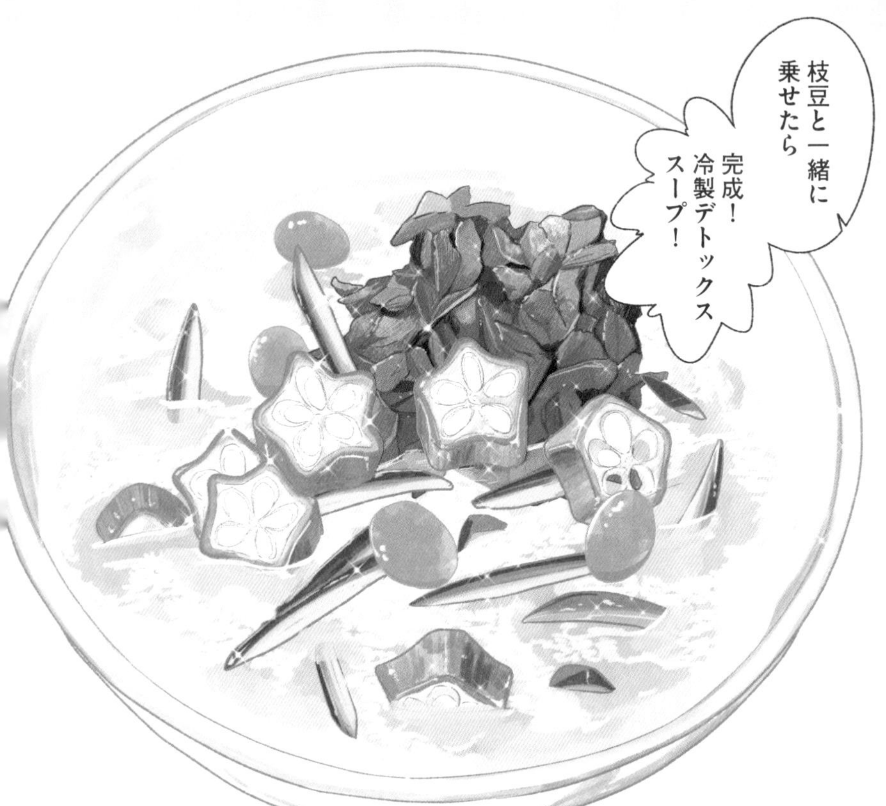
枝豆と一緒に
乗せたら
完成！
冷製デトックス
スープ！

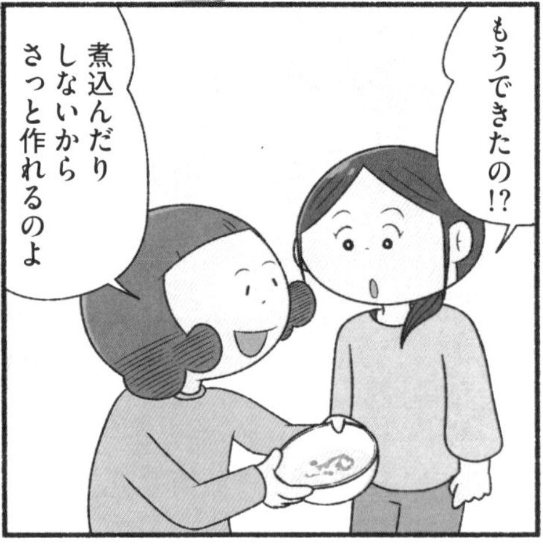
もうできたの!?
煮込んだり
しないから
さっと作れるのよ

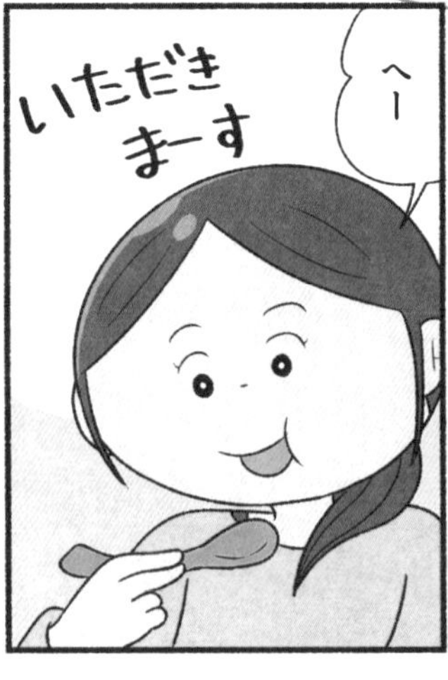
へー
いただき
まーす

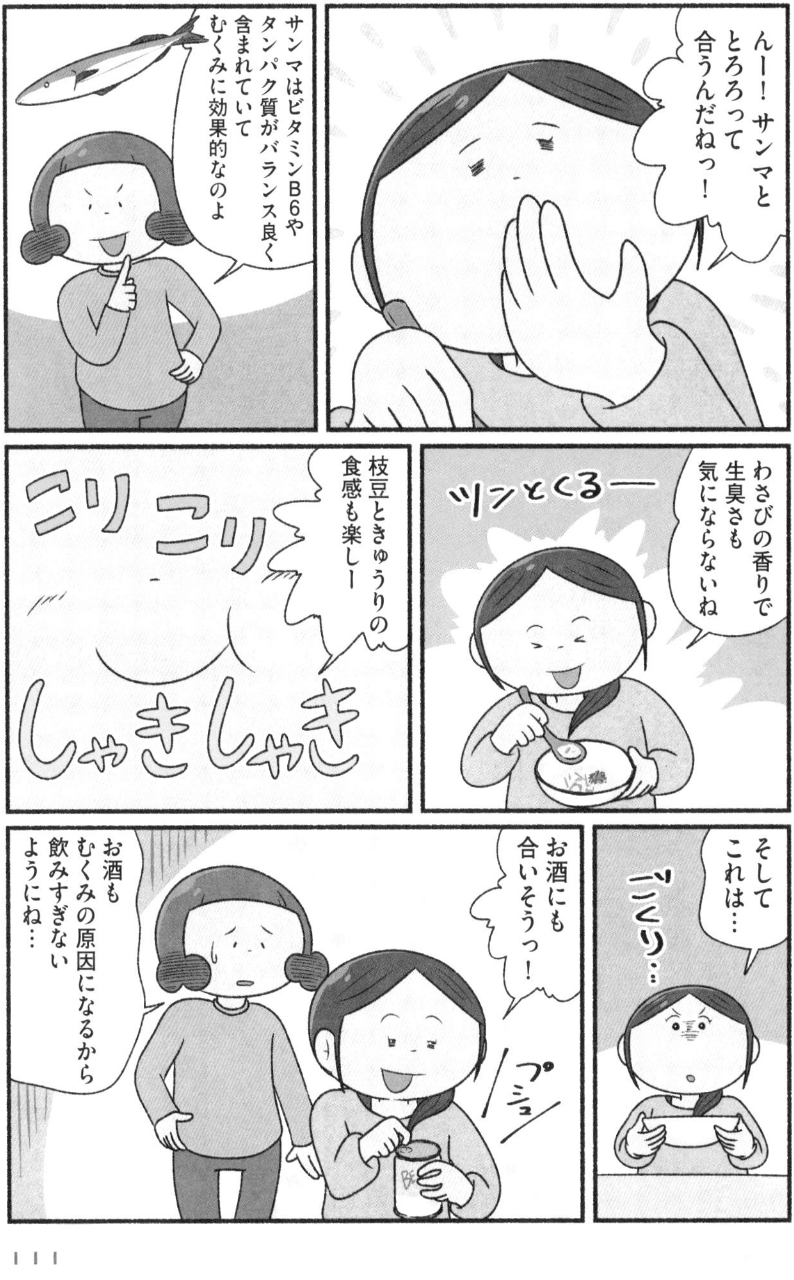
んー！　サンマと
とろろって
合うんだねっ！
サンマはビタミンB6や
タンパク質がバランス良く
含まれていて
むくみに効果的なのよ
わさびの香りで
生臭さも
気にならないね
ツンとくるー
枝豆ときゅうりの
食感も楽しー
こりこり
しゃきしゃき
そして
これは…
ごくり…
お酒にも
合いそうっ！
プシュ
お酒も
むくみの原因になるから
飲みすぎない
ようにね…

むくみ予防に摂りたい食材

きゅうり

90％以上が水分といわれるきゅうりですが、カリウムが豊富に含まれています。利尿作用もあり体内の水分量を調整してくれます。

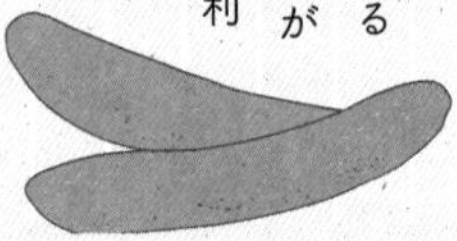

オクラ

オクラにもカリウムが多く含まれています。カリウムは塩分を体外に排出してくれる働きがあり、むくみ解消が期待できます。

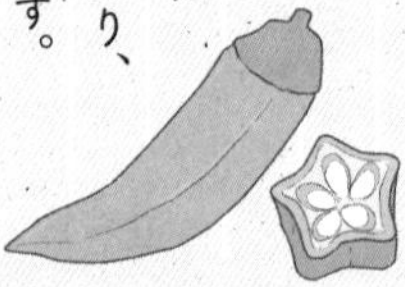

長芋

カリウムの他に食物繊維やミネラルが豊富に含まれています。カリウムは水に溶ける性質があるため、なるべく生で食べるのがおすすめです。

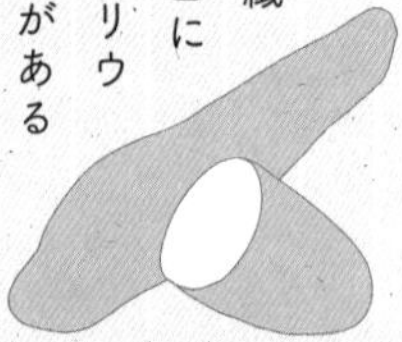

バナナ

手軽に食べられるバナナ。利尿作用がありカリウムも含まれているので朝食やデザートに食べるのがおすすめです。

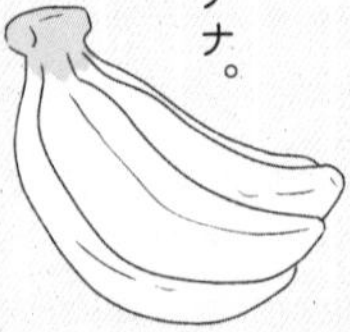

さっぱりおいしい！

冷製デトックススープ

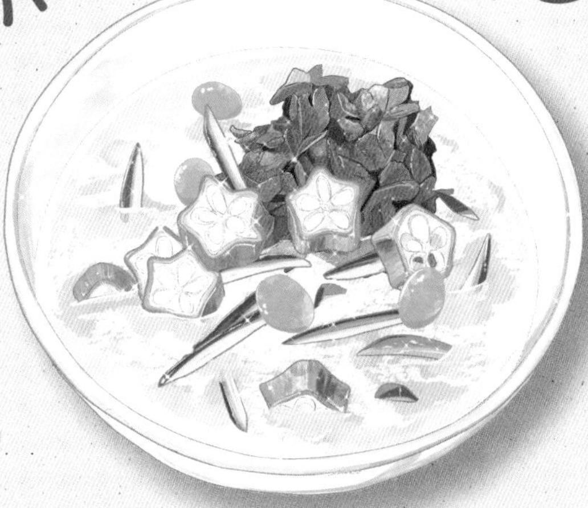

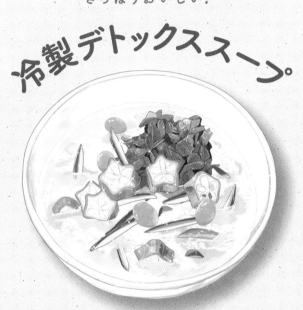

［材料（2人分）］

◉水……250ml　◉レモン汁…小さじ1　◉長芋…200g　◉きゅうり…1/2本
◉枝豆…房つきの状態で100g　◉サンマ蒲焼き缶…1缶　◉オクラ…1パック
◉塩…2つまみ　◉わさび…チューブで約3cm　◉白だし…大さじ1

［作り方］

1. オクラはネットの上から塩（分量内）を振り、600wのレンジで2分加熱し粗熱がとれたら輪切りにする
2. きゅうりを細切りにする
3. 長芋の皮をむき、すりおろす
4. 水、わさび、白だしと1 2 3を混ぜ、レモン汁をかけ少しなじませておく
5. サンマの蒲焼缶をほぐしておく
6. 枝豆を茹で、房から出しておく
7. 器に4を移し5と6をのせて完成

むくみの主な原因

お酒の飲みすぎ

血中のアルコール濃度が高くなり、体内の水分バランスが崩れることでむくみが生じることがあります。

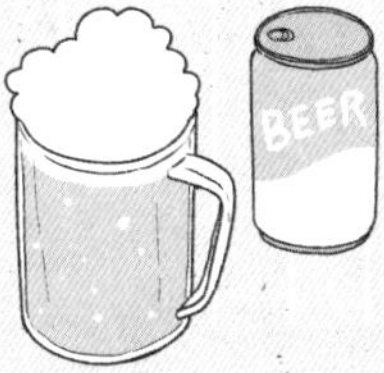
BEER

塩分のとりすぎ

塩分には水分を溜め込む性質があり、余分な水分の排出を妨げる原因となりむくみが生じます。

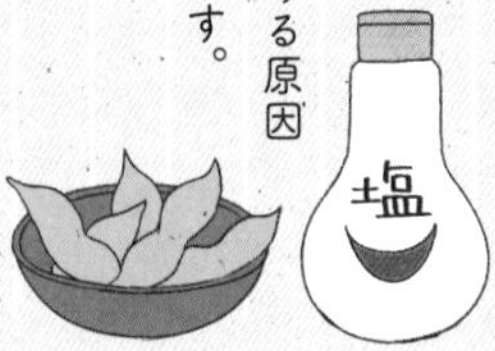
塩

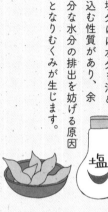

同じ姿勢でいる

ふくらはぎの働きが少なくなり、血液の循環が悪くなります。そうすると足のむくみにつながります。

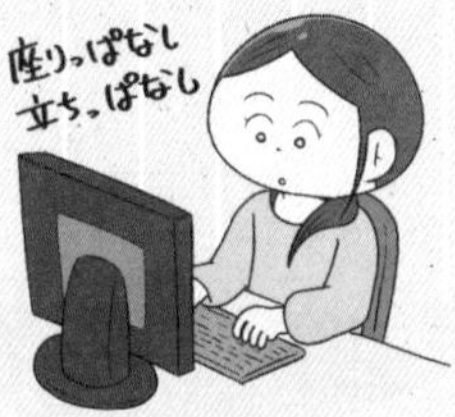
座りっぱなし
立ちっぱなし

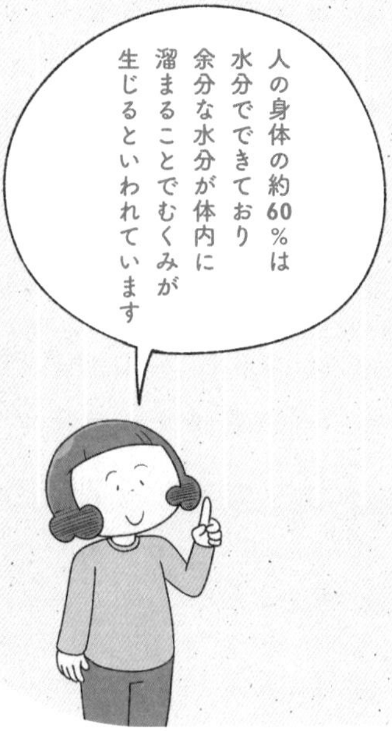
人の身体の約60％は水分でできており余分な水分が体内に溜まることでむくみが生じるといわれています

デザート感覚！

デトックスヨーグルトスープ

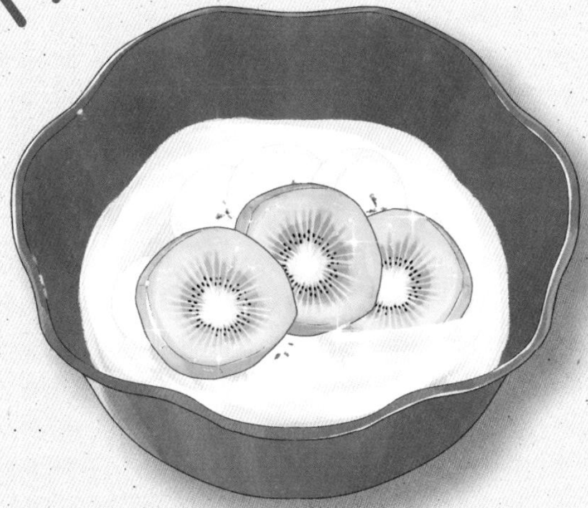

［材料（2人分）］

◉ヨーグルト（無糖）…200g　◉100%オレンジジュース…200ml

◉バナナ…1本　◉キウイ…1個　＊りんごやパインを入れても美味しい！

［作り方］

1 ヨーグルトとオレンジジュースをよく混ぜる

2 バナナとキウイは皮をむき輪切りにする

3 1と2をよく混ぜ完成

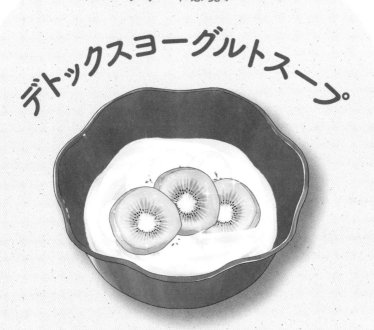

アルコール摂取時は、塩分のとりすぎにも注意

お酒を飲む時ににかかせないのがおつまみ。しかしお酒と一緒に食べるおつまみには塩分がたくさん含まれているものも多くあります。お酒を飲むことで体内のアルコール濃度が高くなるのはもちろん、同時に塩分を多く摂取しがちなので、お酒を飲むとむくみやすくなるといわれています。お酒を飲む際には塩分のとりすぎに、十分な注意が必要です。

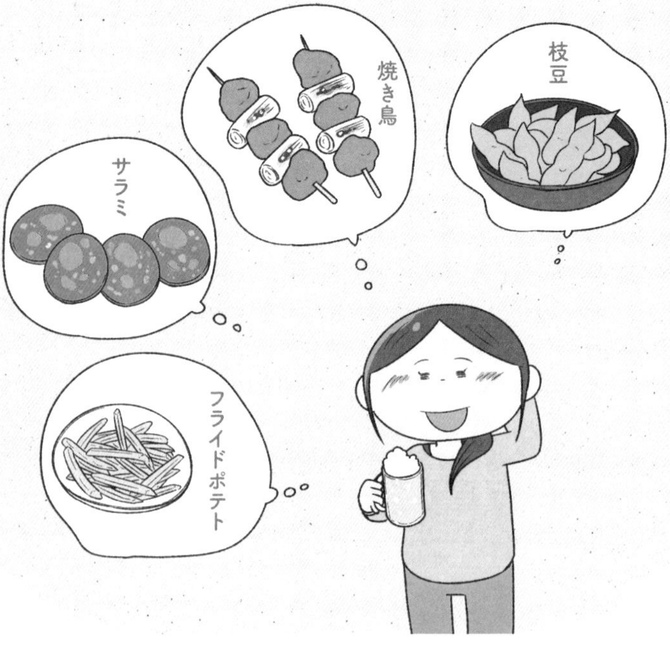

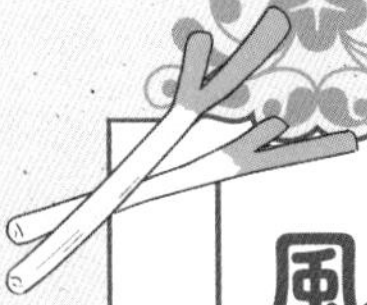

第10章 風邪&免疫力

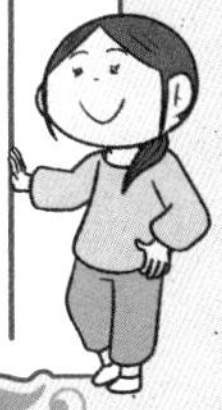

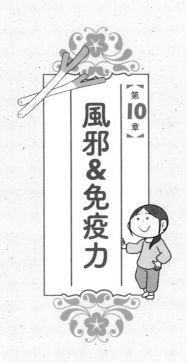

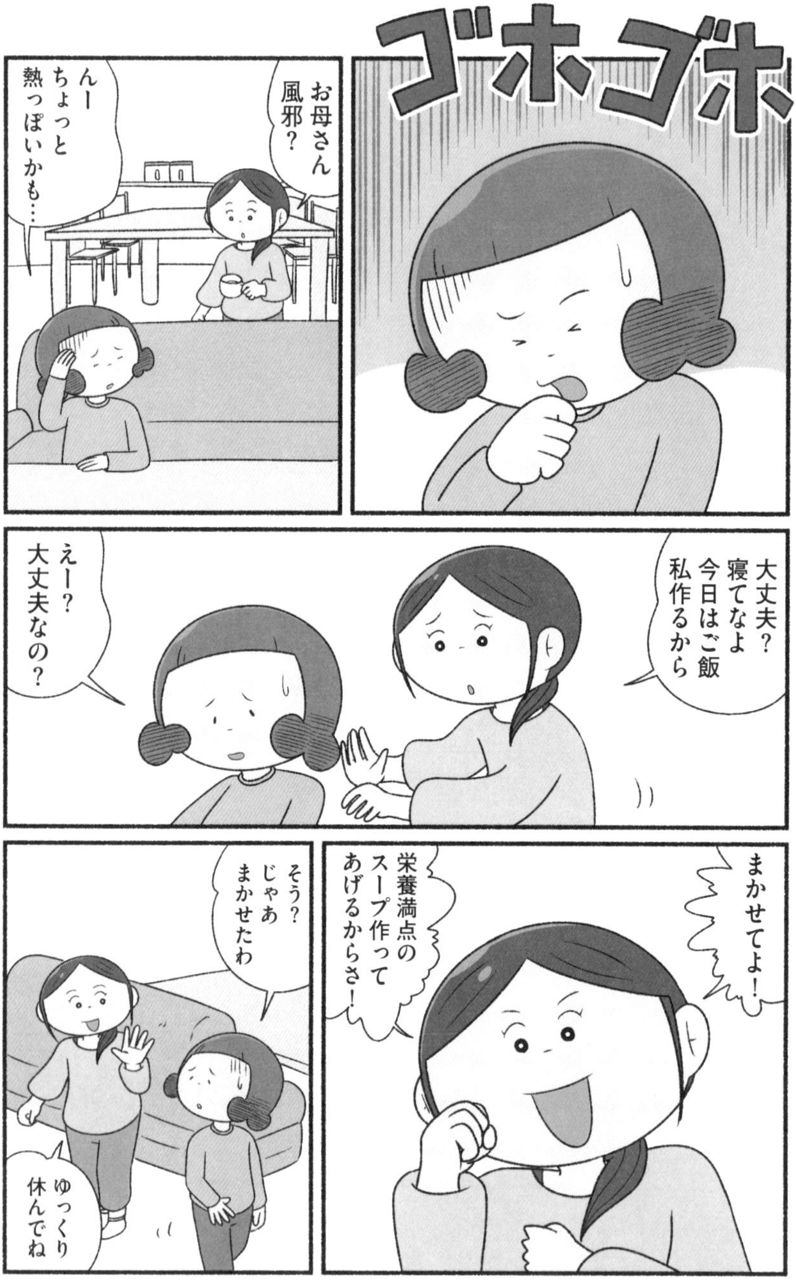
ゴホゴホ
お母さん風邪？
んー ちょっと熱っぽいかも…
大丈夫？ 寝てなよ 今日はご飯私作るから
えー？ 大丈夫なの？
まかせてよ！
栄養満点のスープ作ってあげるからさ！
そう？ じゃあまかせたわ
ゆっくり休んでね

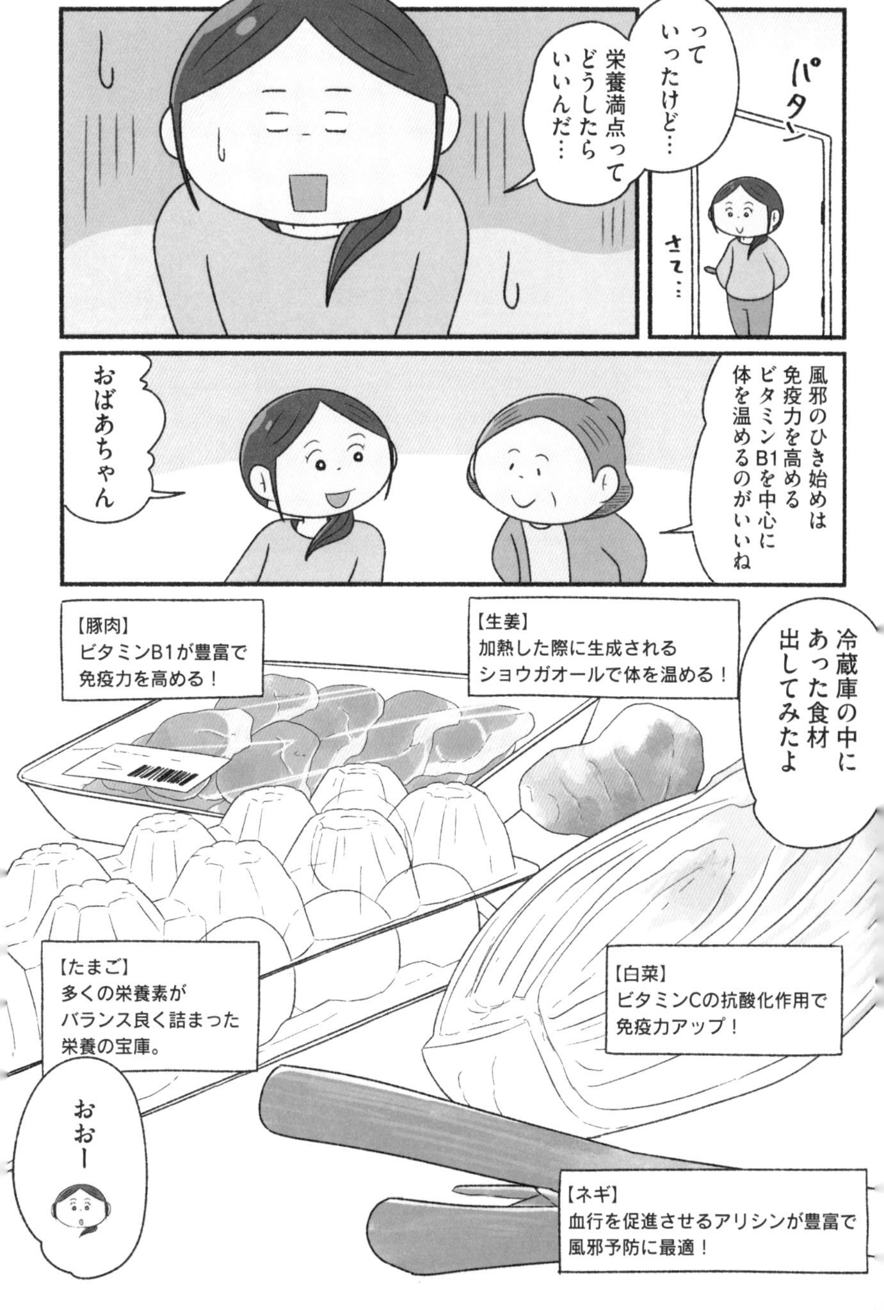
パタン
さて…
っていったけど…
栄養満点ってどうしたらいいんだ…
風邪のひき始めは免疫力を高めるビタミンB1を中心に体を温めるのがいいね
おばあちゃん
冷蔵庫の中にあった食材出してみたよ
【豚肉】
ビタミンB1が豊富で
免疫力を高める！
【生姜】
加熱した際に生成される
ショウガオールで体を温める！
【白菜】
ビタミンCの抗酸化作用で
免疫力アップ！
【たまご】
多くの栄養素が
バランス良く詰まった
栄養の宝庫。
【ネギ】
血行を促進させるアリシンが豊富で
風邪予防に最適！
おおー

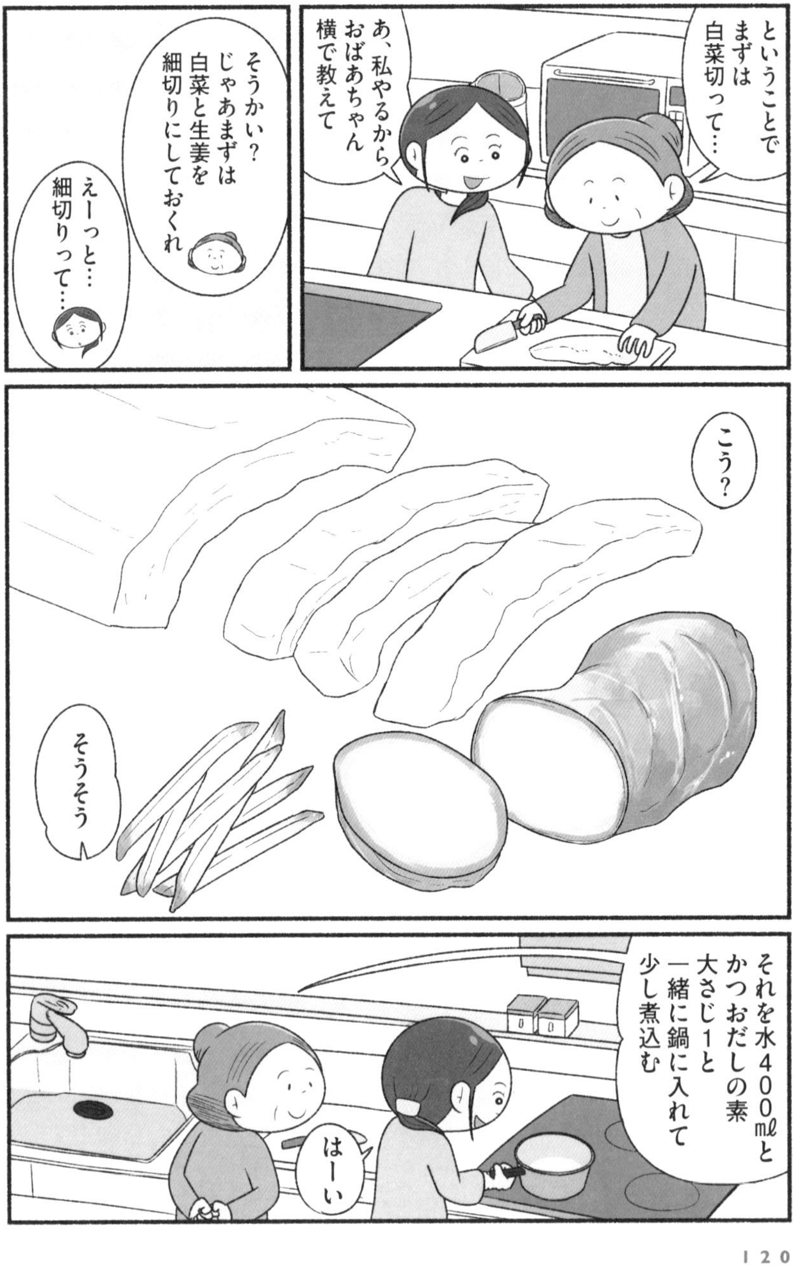

ということでまずは白菜切って…
あ、私やるからおばあちゃん横で教えて
そうかい？じゃあまずは白菜と生姜を細切りにしておくれ
えーっと…細切りって…
こう？
そうそう
それを水400㎖とかつおだしの素大さじ1と一緒に鍋に入れて少し煮込む
はーい

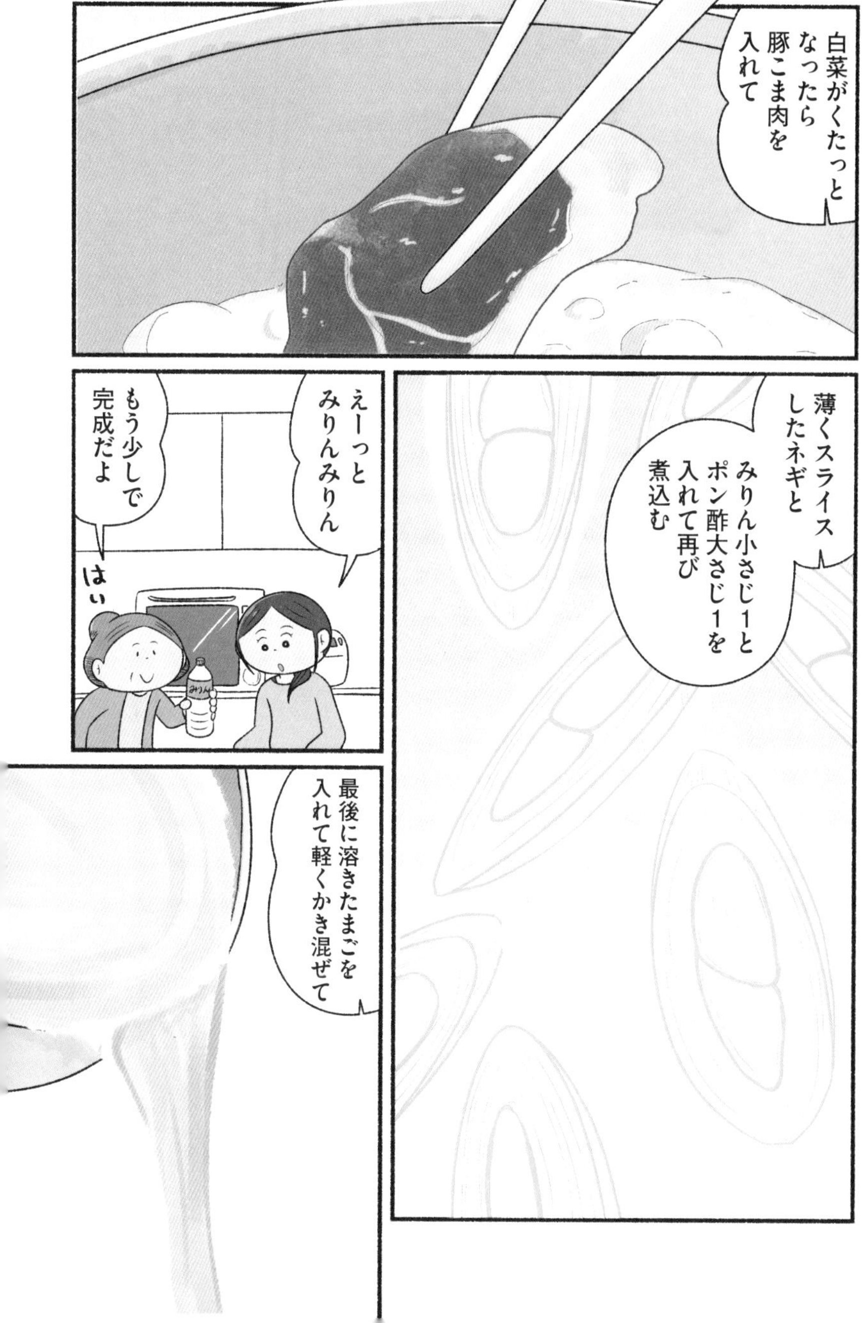
白菜がくたっとなったら豚こま肉を入れて
薄くスライスしたネギと
みりん小さじ1とポン酢大さじ1を入れて再び煮込む
えーっとみりんみりん
もう少しで完成だよ
はい
みりん
最後に溶きたまごを入れて軽くかき混ぜて

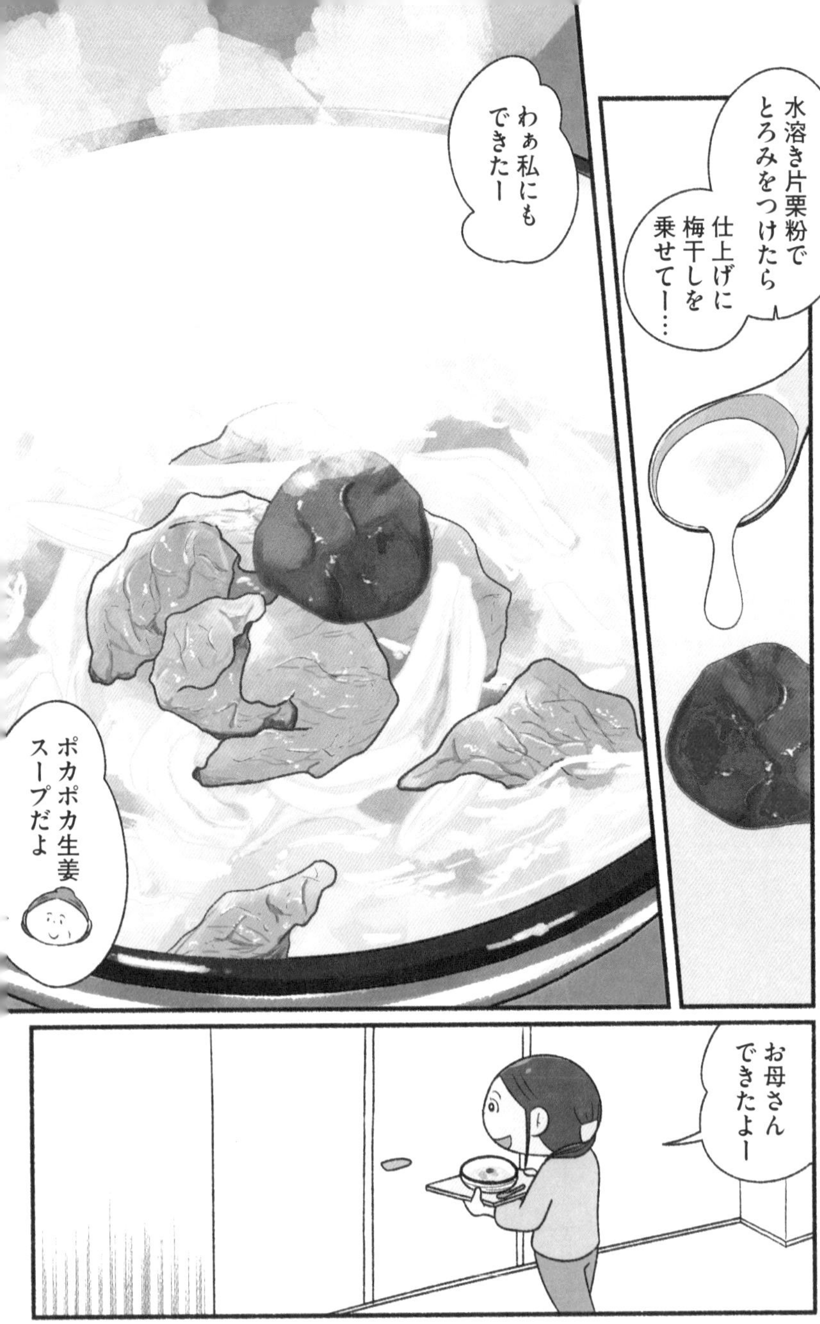
水溶き片栗粉でとろみをつけたら
仕上げに梅干しを乗せてー…
わぁ私にもできたー
ポカポカ生姜スープだよ
お母さんできたよー

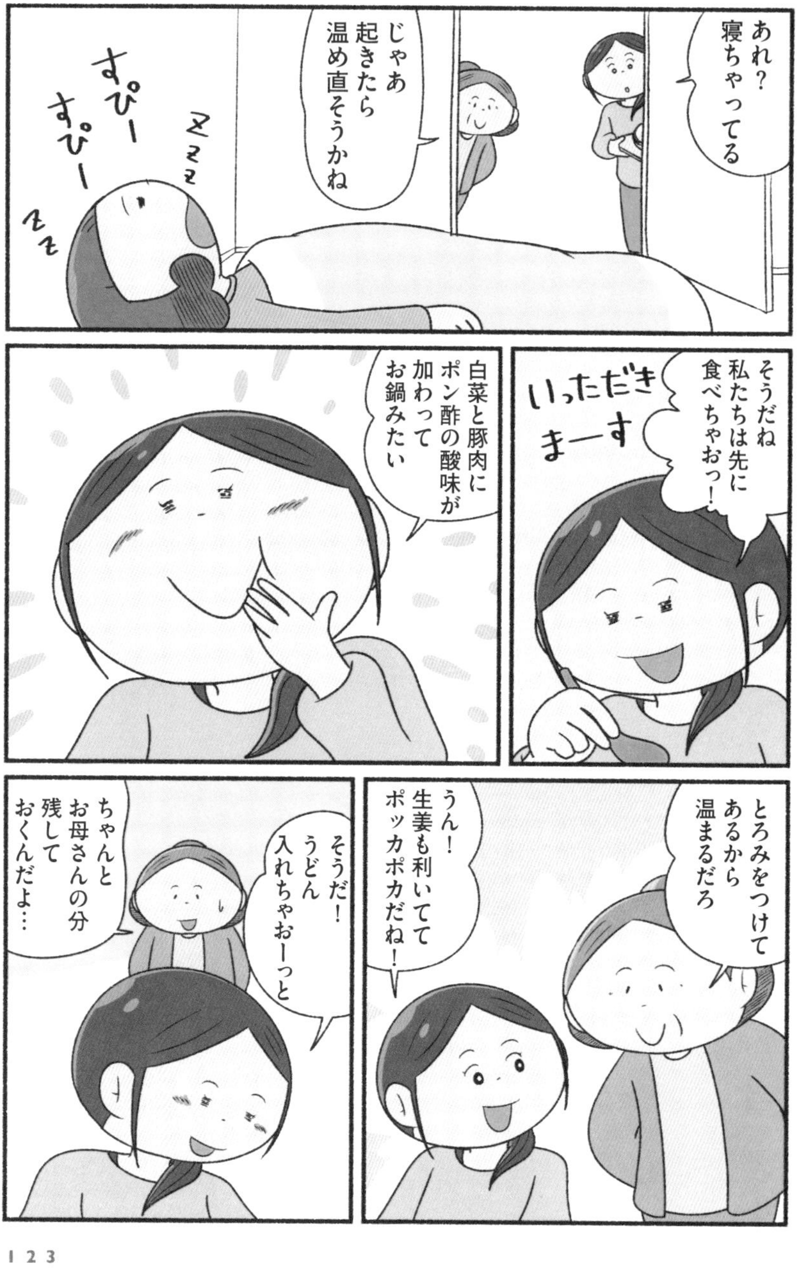
あれ？寝ちゃってる
じゃあ起きたら温め直そうかね
すぴーすぴー
そうだね私たちは先に食べちゃおっ！
いっただきまーす
白菜と豚肉にポン酢の酸味が加わってお鍋みたい
とろみをつけてあるから温まるだろ
うん！生姜も利いててポッカポカだね！
そうだ！うどん入れちゃおーっと
ちゃんとお母さんの分残しておくんだよ…

風邪の時に摂りたい食材

白菜

冬が旬の白菜はビタミンCが豊富に含まれています。ビタミンCは風邪予防や免疫力アップの効果が期待できます。

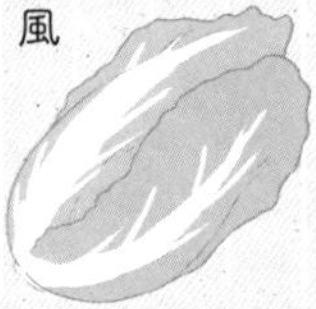

豚肉

免疫力を高める効果が期待できるビタミンB1が豊富に含まれています。また疲労回復にも良いとされており弱って体力が落ちた時の栄養補給として最適といえます。

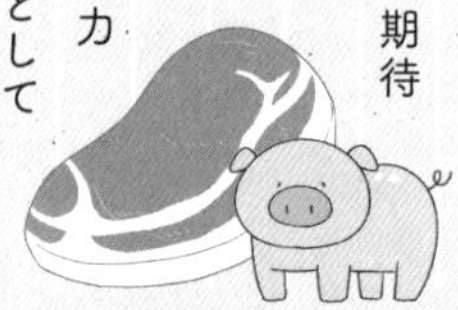

たまご

栄養価が高く、どの料理にも合わせやすいたまご。体を温めるおかゆや雑炊にぜひ入れて食べたい食材です。

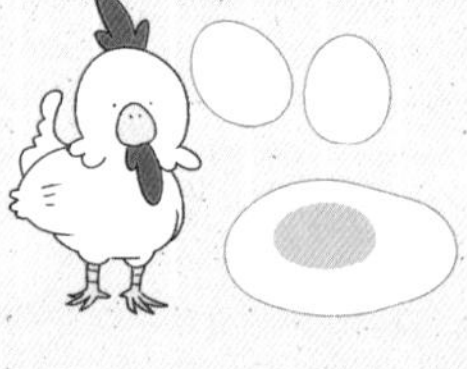

ネギ

硫化アリルという血行を良くする成分が入っており、体を温め発汗を促す効果が期待できます。ビタミンCも豊富なので栄養補給にもぴったりです。

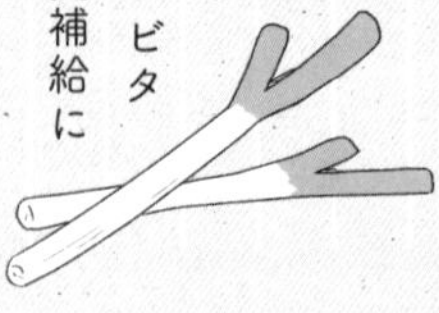

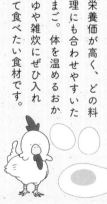

あったか～くてさっぱり！

ぽかぽか生姜スープ

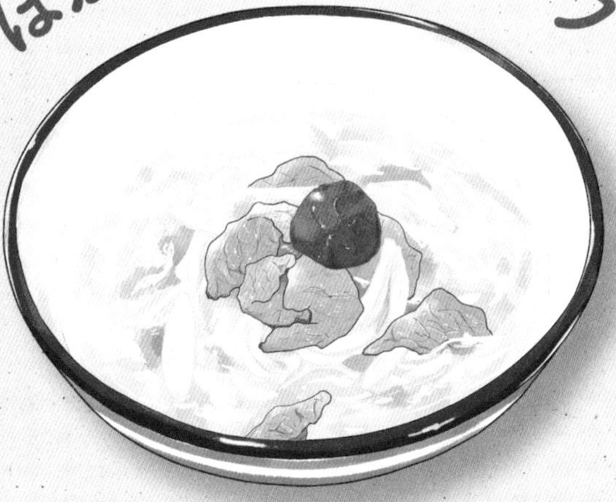

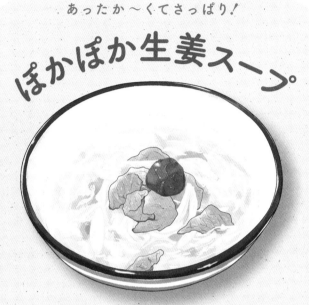

［材料（2人分）］

◉水…400ml　◉豚肉（こま切れ、バラなど）…100g
◉白菜…150g　◉ネギ…1/4本　◉生姜…ひとかけ　◉梅干し…2個（1人前 1個）
◉たまご…1個　◉みりん…小さじ1　◉ポン酢…大さじ1　◉だしの素…大さじ1
◉水溶き片栗粉…大さじ1（水大さじ1に片栗粉大さじ1を混ぜたもの）

［作り方］

1. 豚肉は食べやすい大きさに切っておく
2. 白菜とネギは薄くカットする
3. 生姜は細切りし、たまごは割って溶いておく
4. 鍋に水とだしの素を入れ沸騰したらみりんとポン酢、1と2を入れしばらく煮込む
5. 豚肉に火が通ったら3を入れ、すぐに軽くかき混ぜる
6. 水溶き片栗粉を入れとろみをつける
7. 器に盛り付け梅干しを乗せたら完成

喉風邪に――喉にやさしい食べ物

はちみつ

殺菌作用が高く、喉の炎症を鎮める効果が期待できます。また保湿効果もあり喉を潤し保護する効果も。

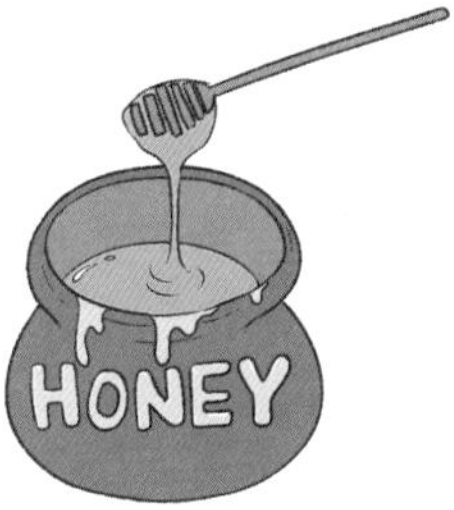

大根

大根の辛味成分であるイソチオシアネートは殺菌作用があり喉の炎症を鎮める働きがあるとされています。

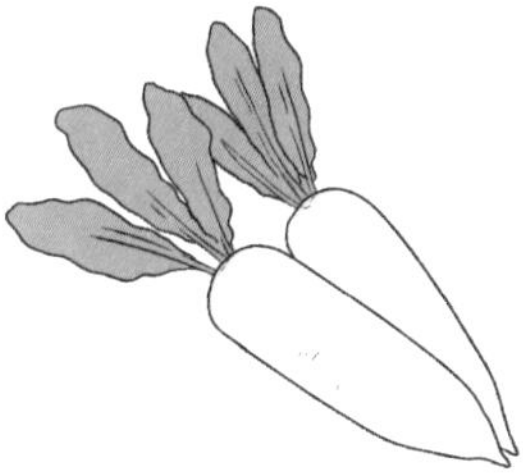

アイスクリーム

ひんやりとしたアイスクリームは喉に痛みがある際でも食べやすい食品です。原材料はたまごと牛乳で栄養も豊富に含まれています。

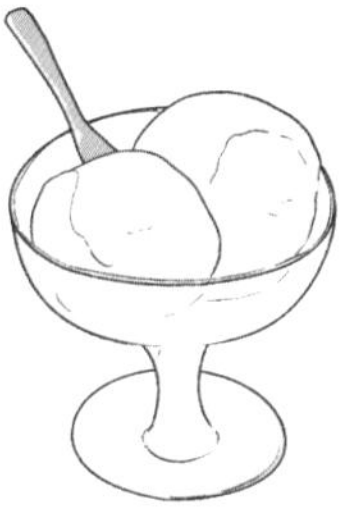

喉風邪対策レシピ

大根のはちみつ漬け

［作り方］

❶大根5cmくらいの皮をむき、角切りにする

❷容器に❶を入れ、はちみつ大さじ3ほど入れて軽く混ぜ、しばらく置いておく

❸大根から水分が出たら完成

スプーン1、2杯のシロップをお湯に溶かして飲むか、そのまま飲んでもいい

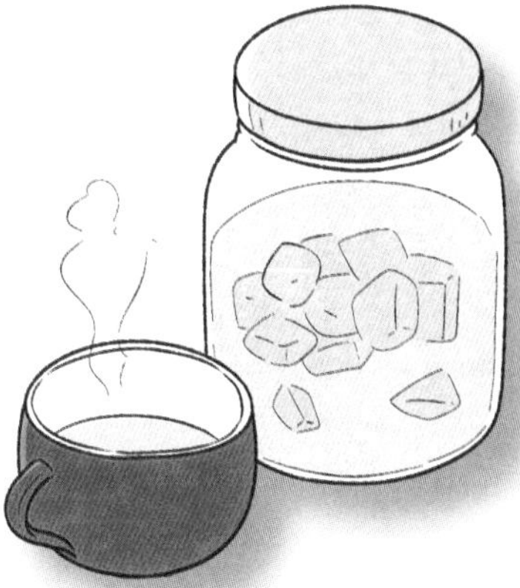

はちみつジンジャードリンク

［作り方］

❶紅茶をカップに注ぎ、はちみつ大さじ1と生姜の絞り汁大さじ1を混ぜるだけ！

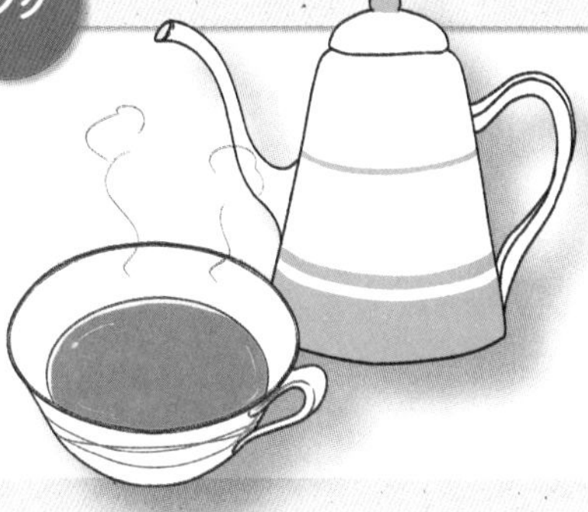

ぽかぽかスープの作り方のコツ

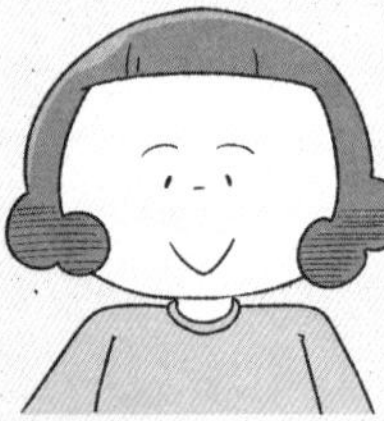
仕上げの溶きたまごを入れる際、混ぜすぎるとたまご感がなくなってしまいます。溶きたまごを入れたらふわっと軽く1回混ぜるくらいがおいしく作るコツです
水溶き片栗粉は水と片栗粉を1：1に合わせたものを使っています

スープだけじゃ物足りない…そんな時は

茹でたうどんを入れてぽかぽかうどん

冷凍うどんをチンして入れてもラーメンの麺でも!

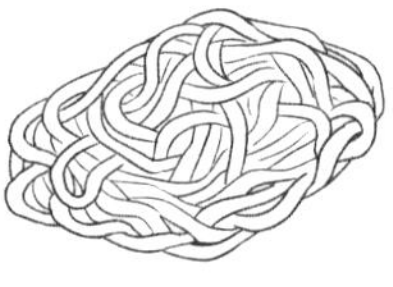

ご飯を入れて具だくさん雑炊

焼きおにぎりを入れてもおいしい!

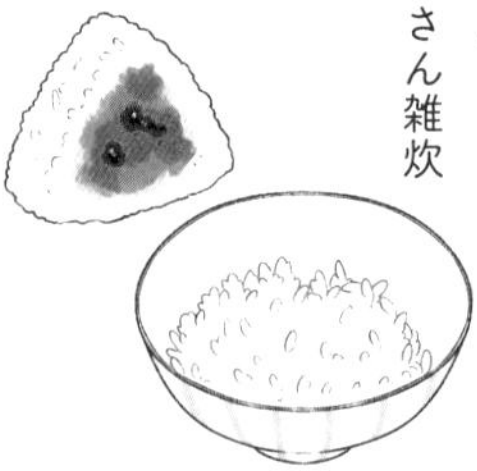

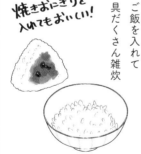

第11章

食欲不振&高血圧

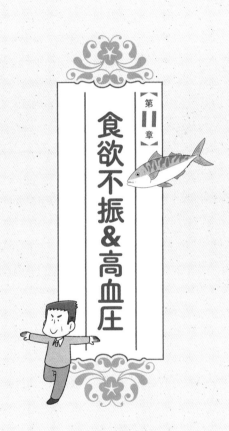

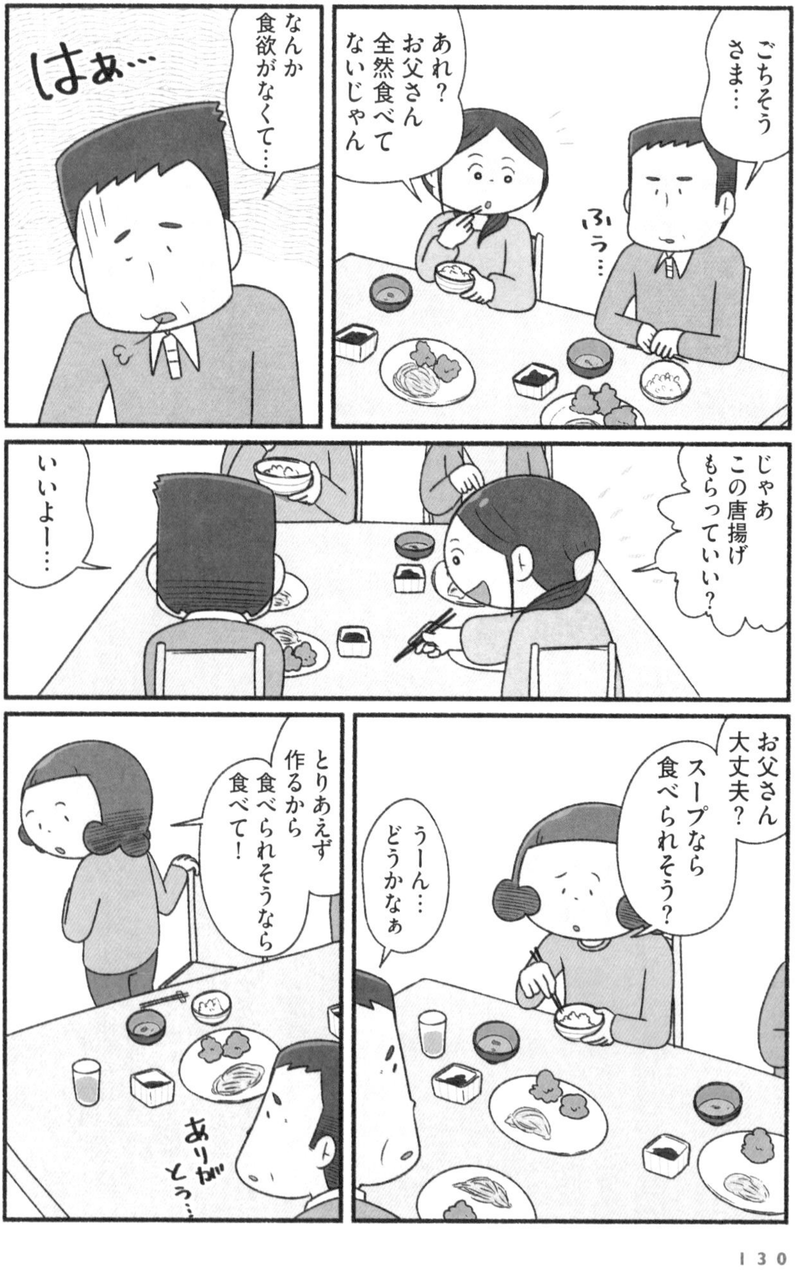
ごちそうさま…
あれ？お父さん全然食べてないじゃん
ふぅ…
なんか食欲がなくて…
はぁ…
じゃあこの唐揚げもらっていい？
いいよー…
お父さん大丈夫？
スープなら食べられそう？
うーん…どうかなぁ
とりあえず作るから食べられそうなら食べて！
ありがとう…

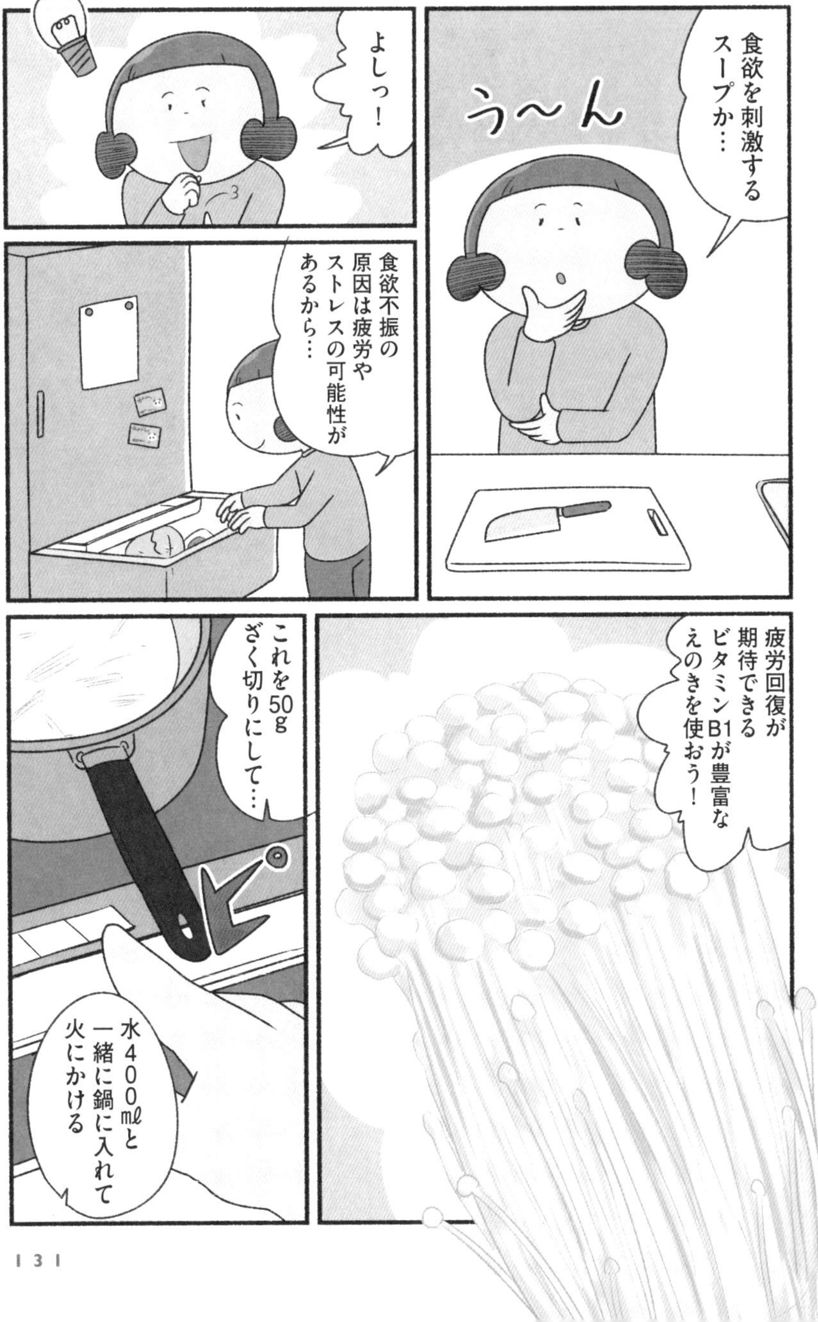

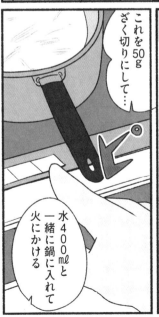

食欲を刺激するスープか…
う〜ん
よしっ!
食欲不振の原因は疲労やストレスの可能性があるから…
疲労回復が期待できるビタミンB1が豊富なえのきを使おう!
これを50gざく切りにして…
水400㎖と一緒に鍋に入れて火にかける

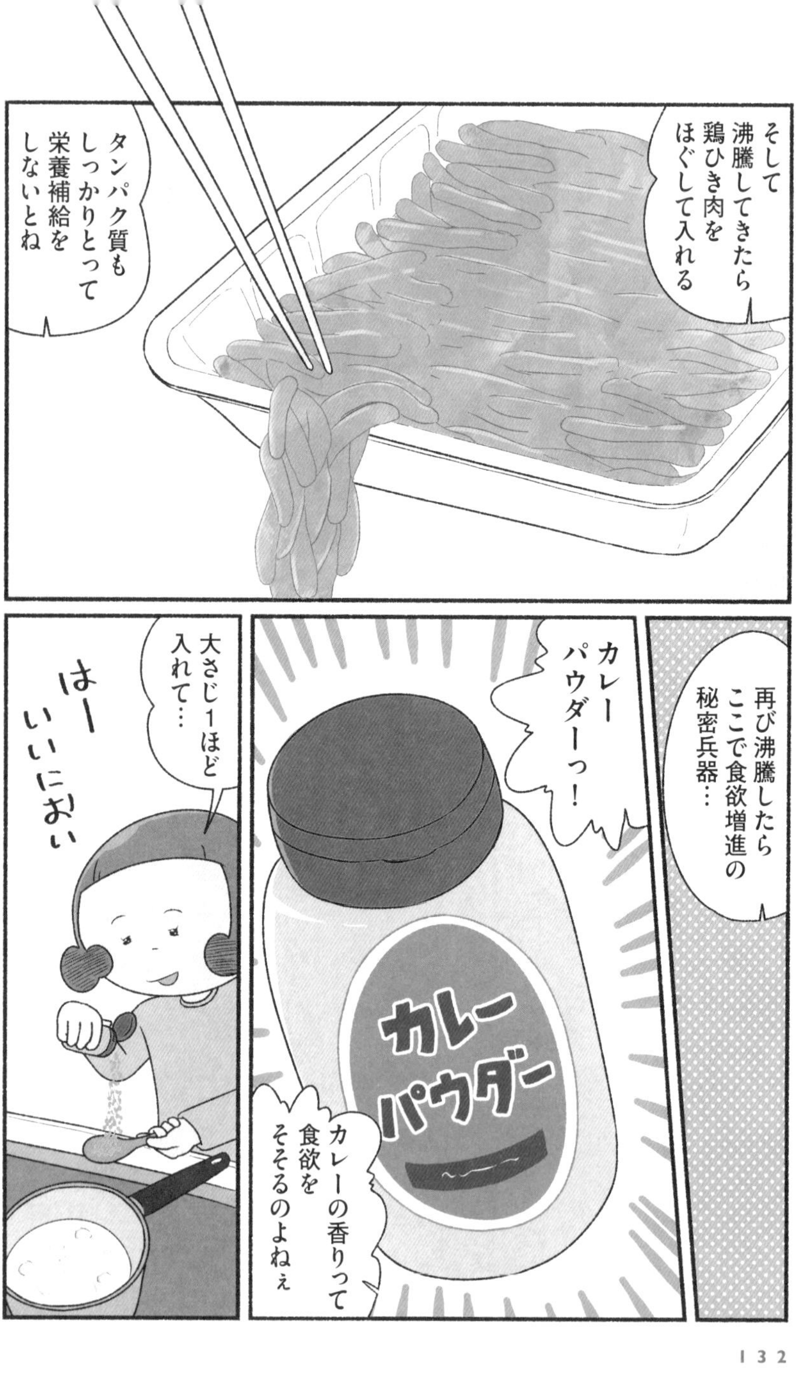

そして沸騰してきたら鶏ひき肉をほぐして入れる
タンパク質もしっかりとって栄養補給をしないとね
再び沸騰したらここで食欲増進の秘密兵器…
カレーパウダーっ！
カレーパウダー
カレーの香りって食欲をそそるのよねぇ
大さじ1ほど入れて…
はーいいにおい

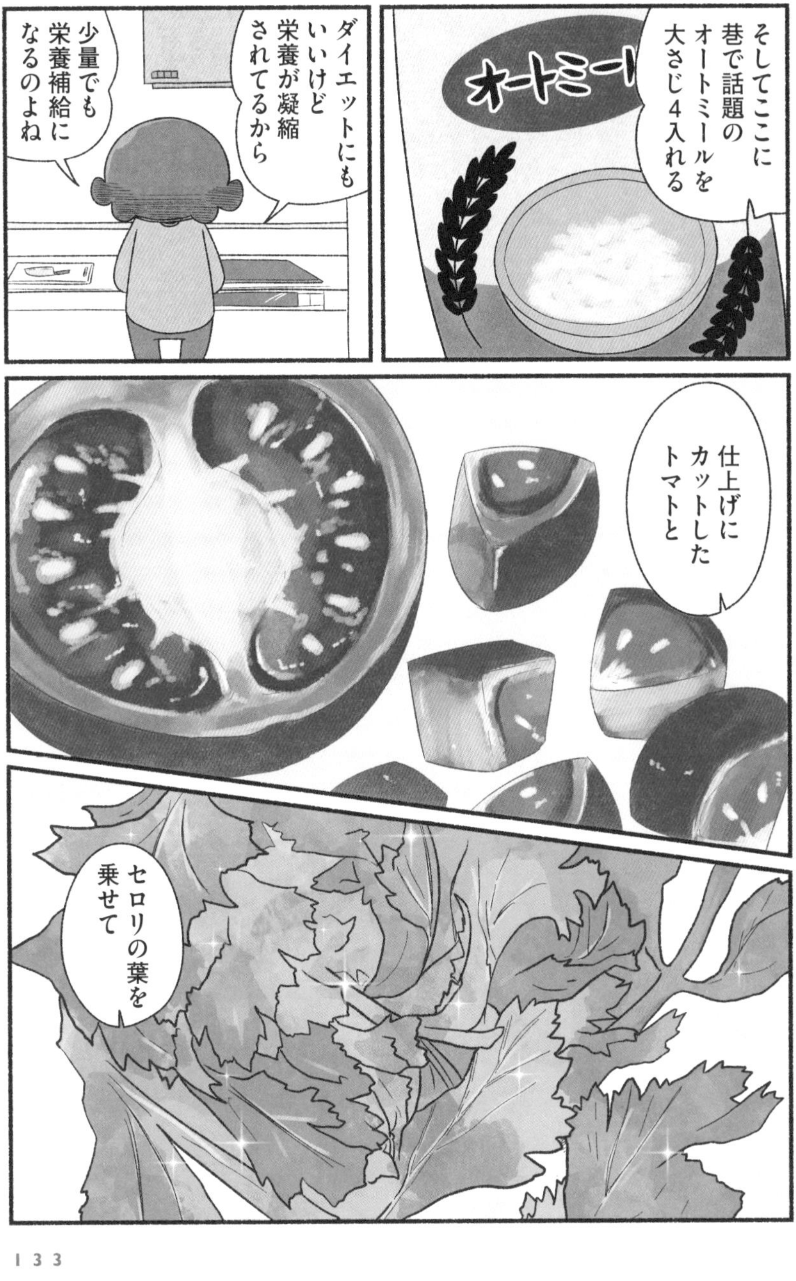
そしてここに
巷で話題の
オートミールを
大さじ4入れる
オートミー
ダイエットにも
いいけど
栄養が凝縮
されてるから
少量でも
栄養補給に
なるのよね
仕上げに
カットした
トマトと
セロリの葉を
乗せて

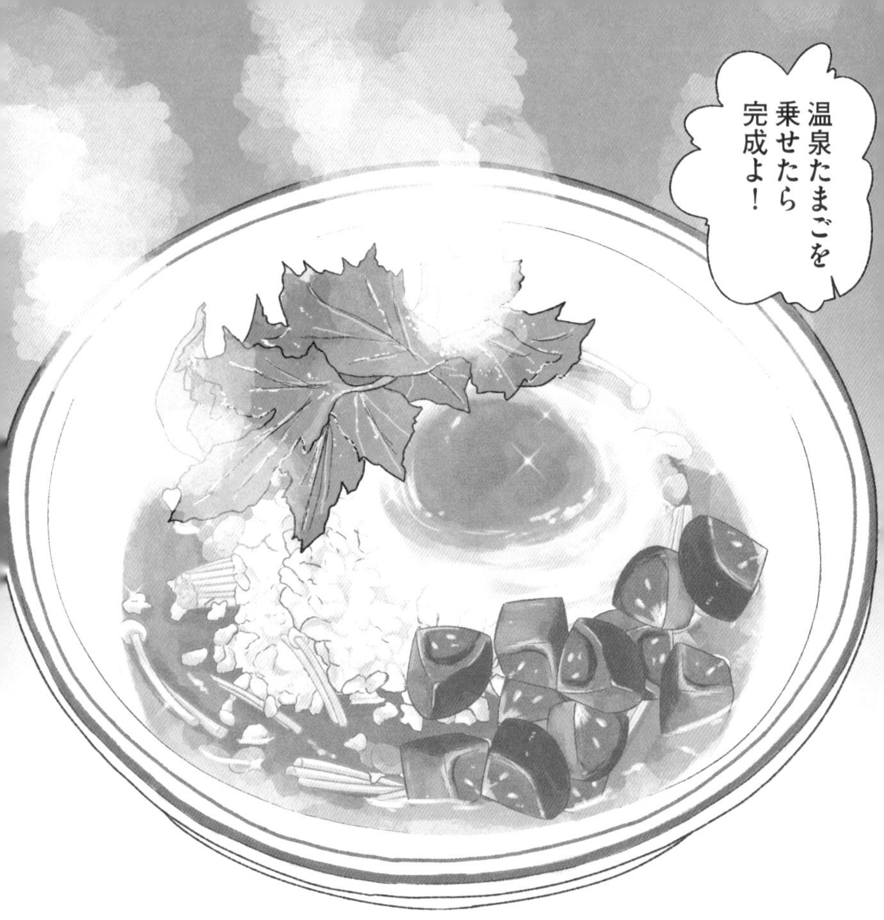
温泉たまごを乗せたら完成よ！

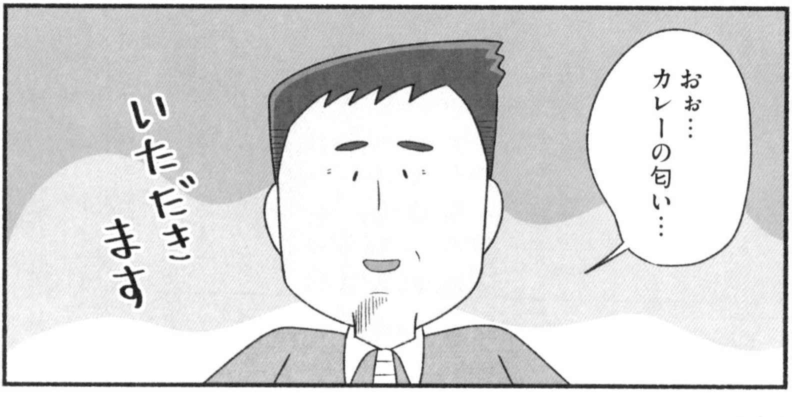
おぉ…カレーの匂い…
いただきます

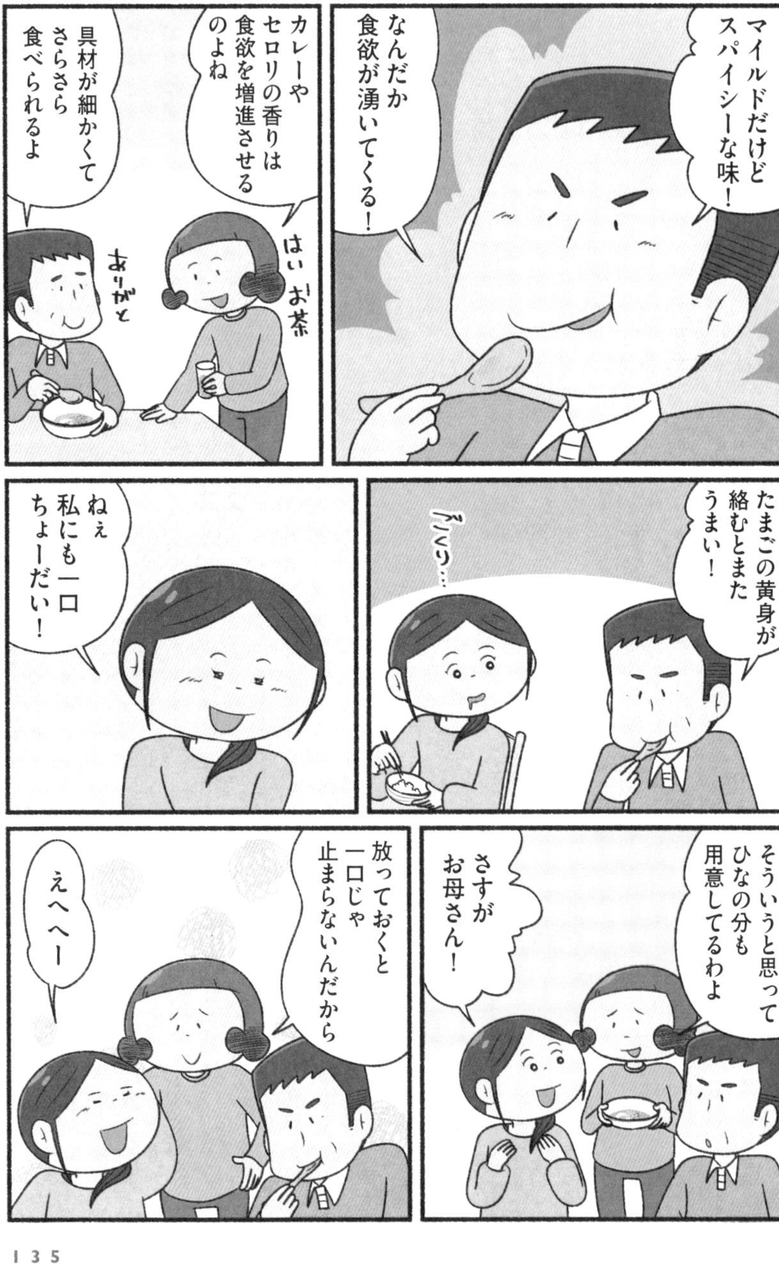
マイルドだけど スパイシーな味！
なんだか 食欲が湧いてくる！
カレーや セロリの香りは 食欲を増進させる のよね
はい お茶
具材が細かくて さらさら 食べられるよ
ありがと
たまごの黄身が 絡むとまた うまい！
ごくり…
ねぇ 私にも一口 ちょーだい！
そういうと思って ひなの分も 用意してるわよ
さすが お母さん！
放っておくと 一口じゃ 止まらないんだから
えへへー

食欲がない時におすすめの食材

セロリ

セロリには香り成分のアピインが含まれています。独特の香りで胃液の分泌を促し食欲を増進させるといわれています。

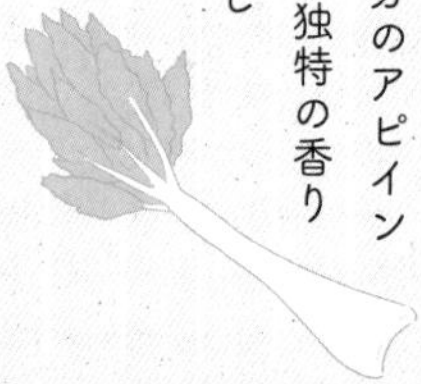

鶏むね肉

食欲がない時でも比較的あっさり食べられる鶏むね肉。タンパク質やビタミンB群も豊富に含まれており、疲労回復が期待できます。

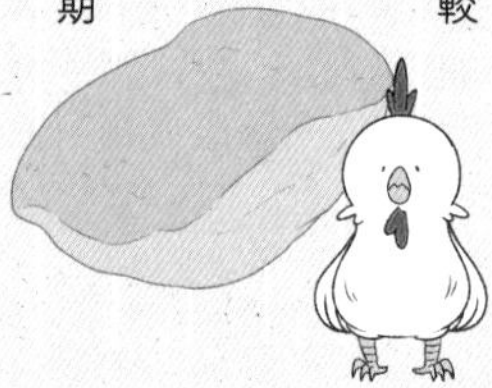

たまご

食欲がない時でも栄養を摂らなければならない。そんな時に活躍するのがたまご。必要な栄養がバランス良く含まれています。

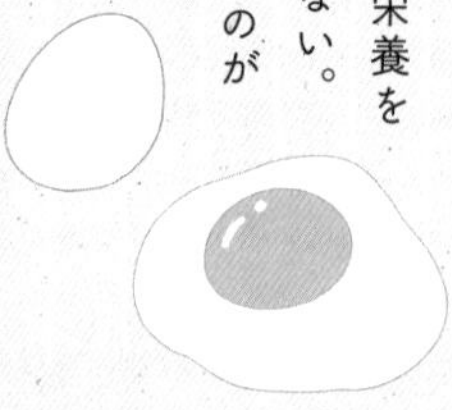

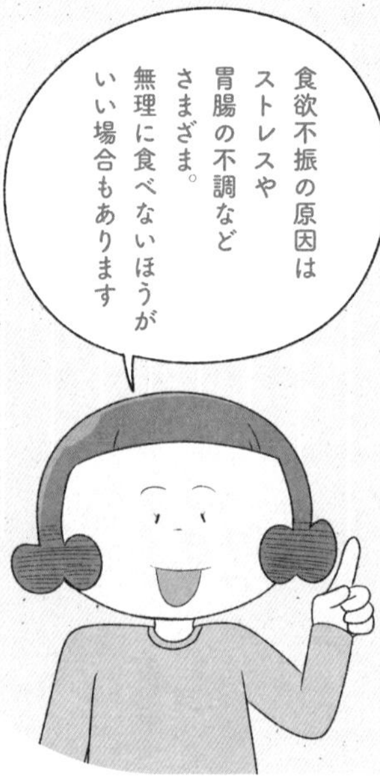
食欲不振の原因はストレスや胃腸の不調などさまざま。無理に食べないほうがいい場合もあります

スパイスが効いてる！

食欲増進カレースープ

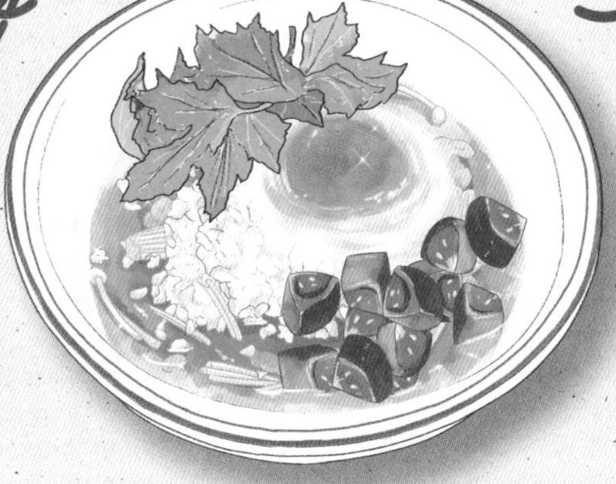

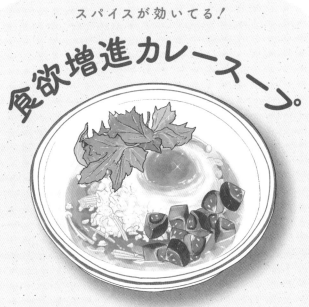

［材料（2人分）］

◉水…400ml　◉カレーパウダー…大さじ1　◉トマト…1/2個
◉コンソメキューブ…1個　◉えのき…50g　◉オートミール…大さじ4
◉鶏ひき肉…100g　◉たまご…2個　◉セロリの葉…10g

［作り方］

1 たまごを割り、1個ずつ耐熱皿に入れ、たまごがひたるくらい水を入れ、黄身を爪楊枝で刺し、ラップをして600wの電子レンジで約1分加熱する（途中様子を見ながら）

2 トマトは1cm程の角切りにしておく

3 えのきは石づきをとり一口大に切っておく

4 鍋に水とカレーパウダー、コンソメを入れ沸騰させる

5 沸騰したら鶏ひき肉を入れ、火が通ったら3とオートミールを入れて煮込む

6 器に移し1と2、セロリの葉を乗せて完成

血圧を下げる効果が期待できる食べ物

たまねぎ

辛味成分であるアリシンには、血液をサラサラにする効果があるといわれています。また抗酸化力のある成分も含まれているため血圧を下げる効果が見込めます。

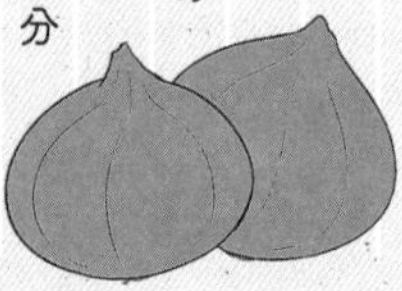

酢

酢に含まれる酢酸は血圧の上昇を抑える効果があるといわれています。また内臓脂肪を減らす効果も期待できます。

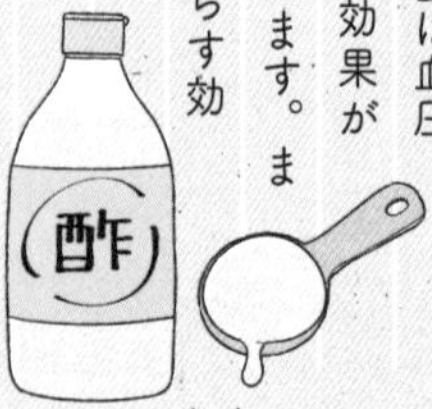

サバ

青魚に含まれるDHAやEPAは善玉コレステロールを増やす働きがあるとされています。また、血液をサラサラにする働きもあり高血圧予防に効果があるとされています。

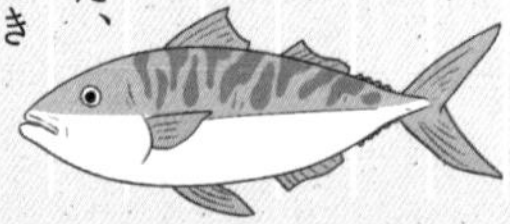

トマト

抗酸化作用のあるルチンとリコピンが含まれています。生活習慣病の予防に役立つといわれていて高血圧の改善効果も見込めます。

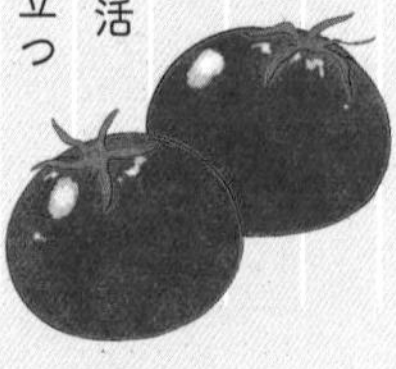

おいしく食べて血液サラサラ

サバとトマトのマリネスープ

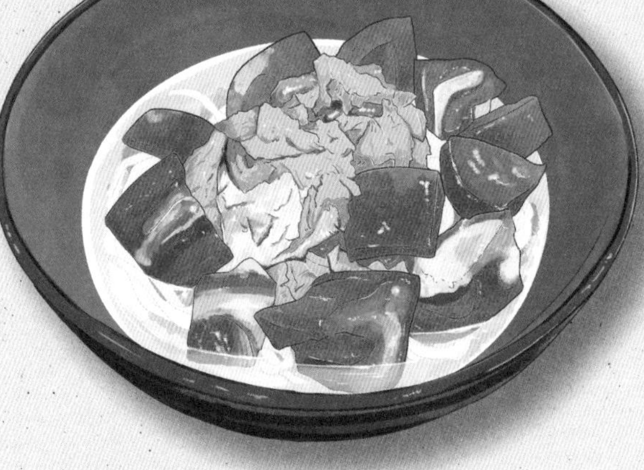

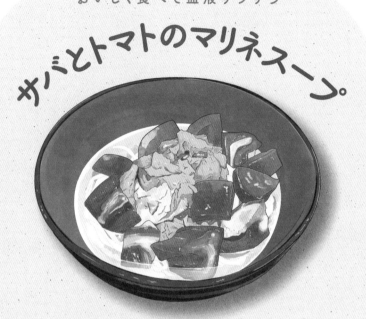

［材料（2人分）］

◉水…350ml　◉白だし…大さじ1　◉たまねぎ…1/2　◉トマト…1個
◉Ⓐ酢…大さじ4　◉Ⓐ砂糖…大さじ2　◉Ⓐ塩…ひとつまみ
◉サバの水煮缶…1缶

［作り方］

1 鍋に水と白だしを入れひと煮立ちさせ冷ましておく
2 たまねぎは薄くスライス、トマトは角切りにする
3 容器に材料Ⓐを混ぜ合わせ、2を入れ軽く混ぜ合わせ、たまねぎがしんなりするまでしばらくおいておく
4 器に3を入れ、ほぐしたサバ缶を乗せて1をかけたら完成

食欲を刺激する香り

カレーやスパイス

カレーの香辛料には食欲増進作用があるといわれています。特に本格的なカレーに使われているクミンの香りは食欲増進、消化促進などの効果があるとされています。また多くのスパイスが含まれていて食欲増進以外にさまざまな効果が期待できます。

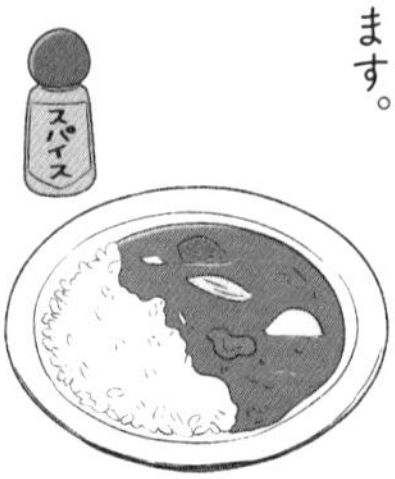

にんにく

にんにくの強い香りはアリシンと呼ばれる成分によるものです。このアリシンによる刺激的な香りが食欲を刺激します。また、疲労回復効果や殺菌作用もあり、疲れた体にぴったりの食材といえます。

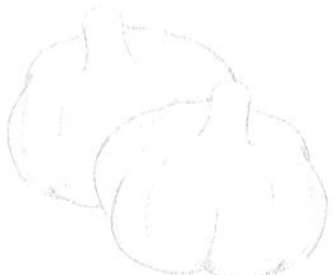

香味野菜

セロリやパセリなどの香味野菜にはアピオールやピネンなどの香り成分が含まれるものが多く、爽やかな香りで胃液の分泌を促し食欲増進につながるとされています。

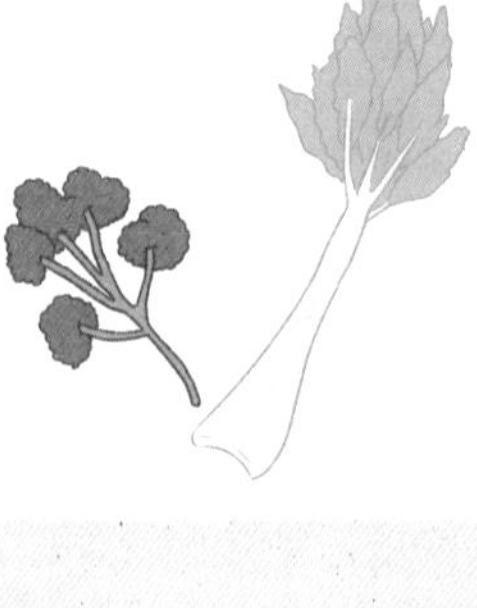

万能！おばあちゃんのおまけレシピ

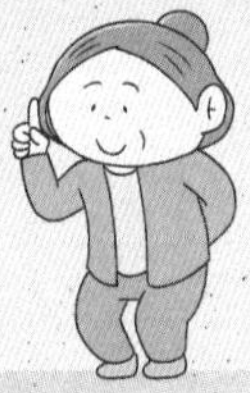

【アレンジ無限大！】

万能和風スープ

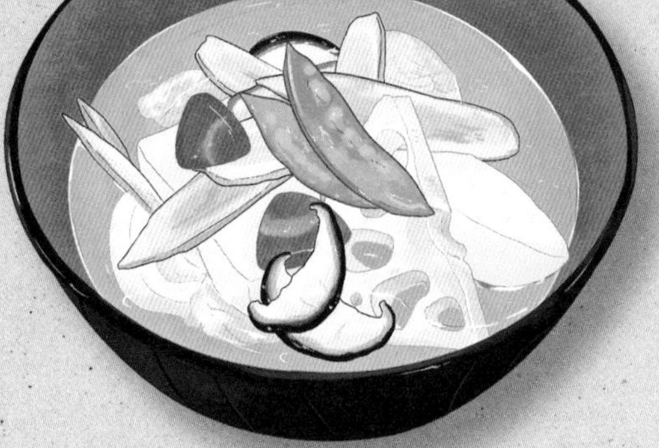

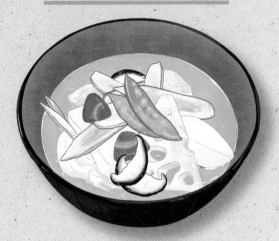

［材料（2人分）］

◉水…350ml　◉昆布つゆ（3倍濃縮）…大さじ1　◉白だし…大さじ1
◉さといも…100g　◉ごぼう…40g　◉れんこん…50g
◉椎茸…1個　◉鶏肉…100g　◉にんじん…50g

［作り方］

❶さといもは皮をむき下茹でし、一口大に切っておく
❷れんこん、ごぼうは皮をむき薄くスライスする
❸鶏肉を一口大に切る
❹にんじんは皮をむき半月切りにする
❺椎茸は石づきを取り薄くスライスする
❻鍋に水と白だし、昆布つゆを入れ、切った具材を入れ火が通るまで煮込んで完成

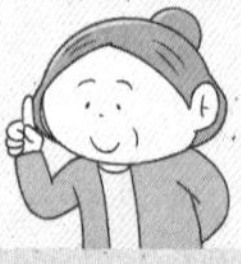

万能和風スープアレンジ方法

◉茶碗蒸し

スープ100mlと溶きたまご1個分を器に入れて、ふんわりラップをして500wのレンジで約5分加熱して完成

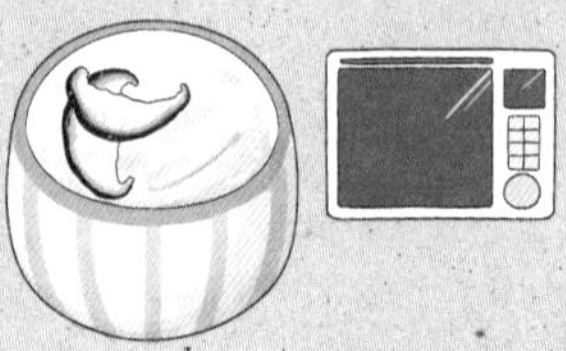

◉味噌汁

味噌を適量溶くだけで具だくさんみそ汁の完成

◉うどん

冷凍うどんを入れて煮込めば具だくさん煮込みうどんに。天ぷらを乗せてもおいしい

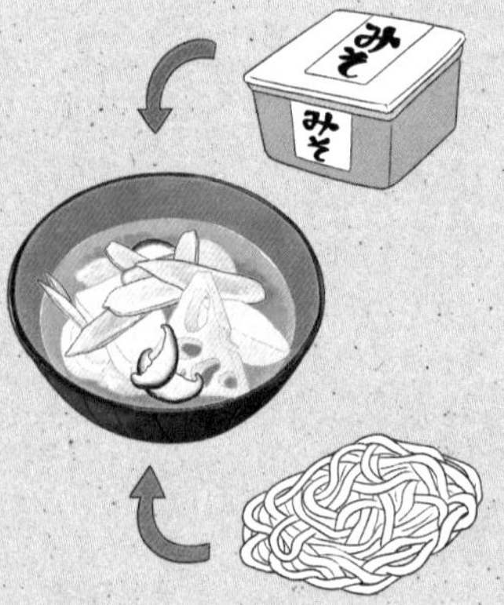

【すっきりしててコクがある！】

白菜とベーコンのスープ

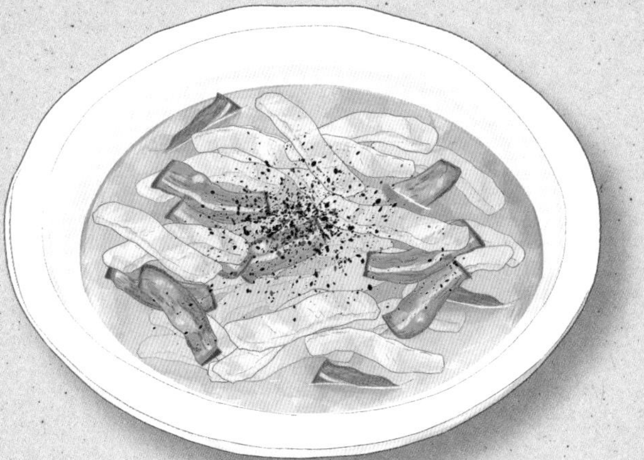

［材料（2人分）］

◉水…400ml　◉白菜…約150g　◉ベーコン…ハーフ5枚（約35g）

◉コンソメキューブ…1個　◉顆粒だしの素…小さじ1　◉黒胡椒…少々

［作り方］

❶白菜とベーコンは細切りにしておく

❷鍋に水とコンソメキューブ、顆粒だしの素と❶を入れ火にかける

❸沸騰したら弱火にし、白菜が柔らかくなるまで煮込む

❹器に移し、黒胡椒をふりかけて完成

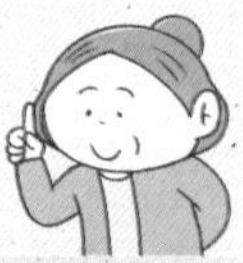

【食べ応えもたっぷり】

中華はるさめスープ

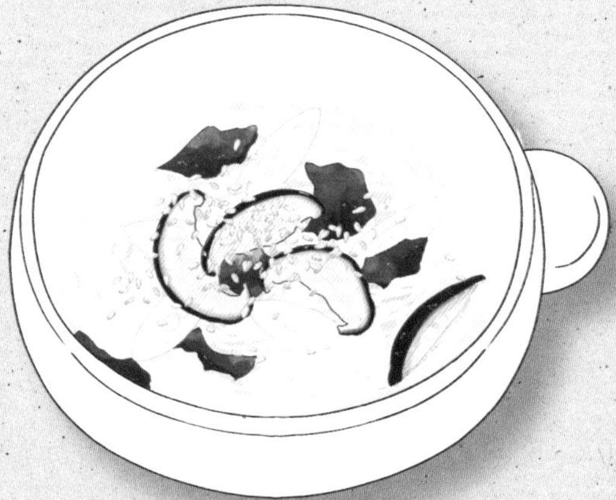

［材料（2人分）］

◉水…400ml　◉中華だしの素…小さじ2　◉醤油…小さじ2

◉乾燥わかめ…小さじ1　◉はるさめ…30g　◉たまご…1個

◉椎茸…2個　◉ネギ…1/2本　◉ゴマ油…少々　◉ゴマ…適量

［作り方］

❶はるさめは水に戻しておく

❷椎茸は石づきを取り薄くスライスする

❸ネギは薄くスライスする

❹鍋に水と中華だしの素と醤油を入れ、❶と❷を入れて火にかける

❺ひと煮立ちしたら乾燥わかめと❸を入れる

❻たまごを溶いて回し入れ、ゴマ油とゴマを振りかけたら完成

【異色の組み合わせ！】

かわりだね豚汁

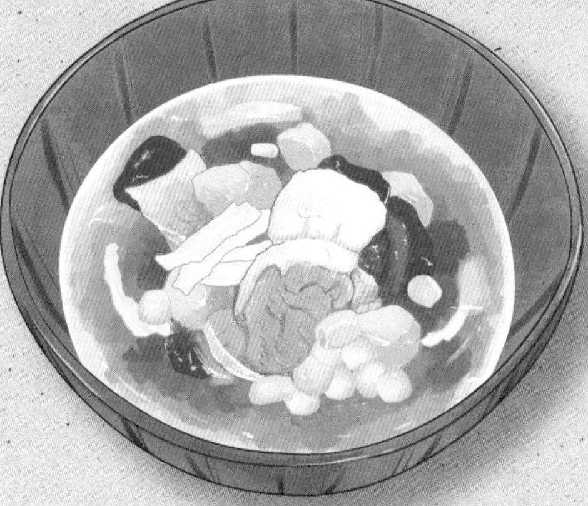

［材料（2人分）］

◉水…400ml ◉顆粒だしの素…小さじ1 ◉豚バラ肉…100g
◉アボカド…1/2個 ◉レタス…2枚 ◉トマト…小1個
◉コーン缶（砂糖不使用）…正味50g ◉味噌…大さじ1〜2

［作り方］

1. 豚バラ肉は一口大に切っておく
2. アボカドは種を取り皮をむき角切りに。トマトも角切りにする
3. レタスは千切りにしておく
4. コーン缶はザルに開け汁気を切っておく
5. 鍋に水と顆粒だしの素、1を入れ火にかける
6. 豚バラに火が通ったら、2と3、4を入れ再び沸騰させる
7. 味噌を溶いて完成

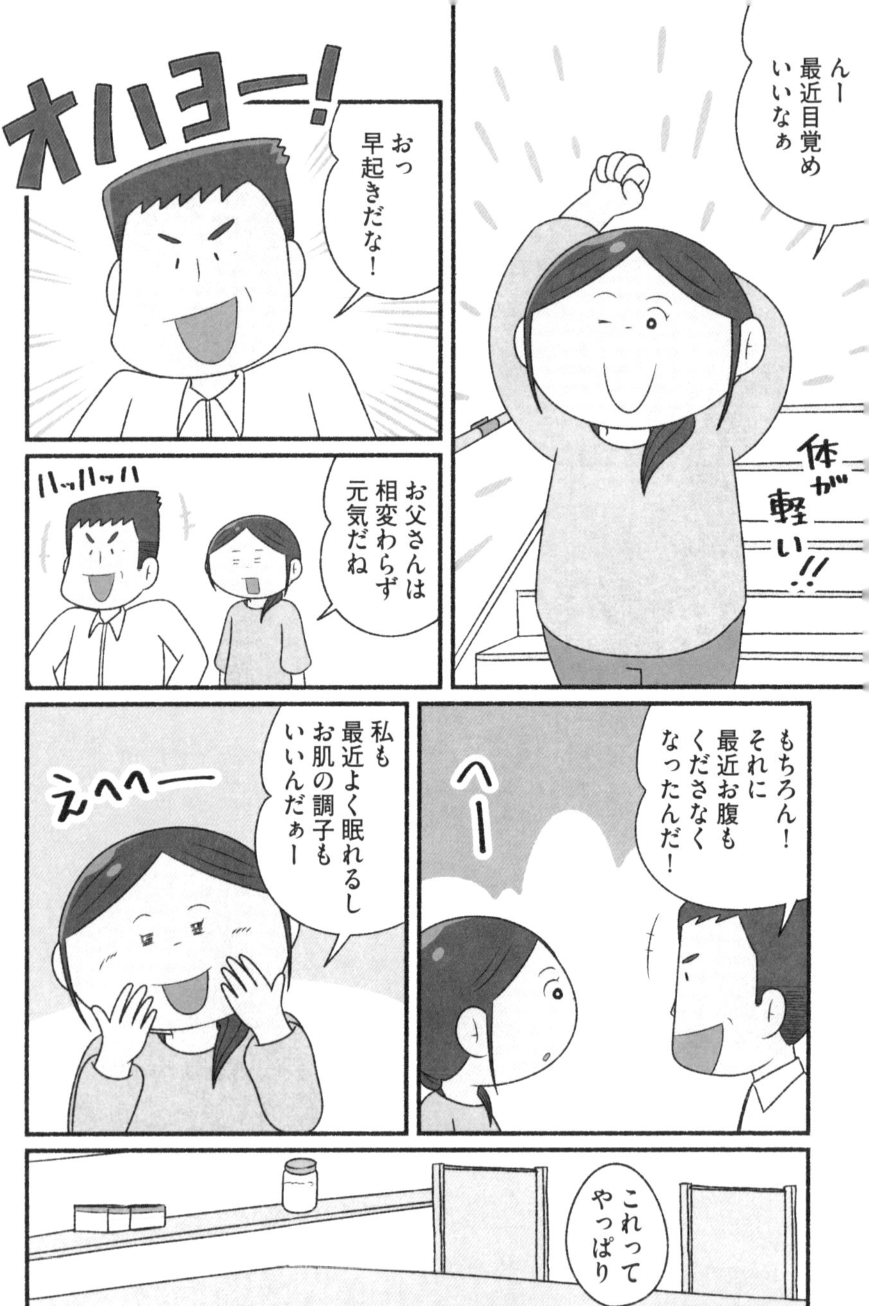

んー
最近目覚め
いいなぁ
体が軽い!!
オハヨー!
おっ
早起きだな!
ハッハッハ
お父さんは
相変わらず
元気だね
もちろん!
それに
最近お腹も
くださなく
なったんだ!
へー
えへへー
私も
最近よく眠れるし
お肌の調子も
いいんだぁー
これって
やっぱり

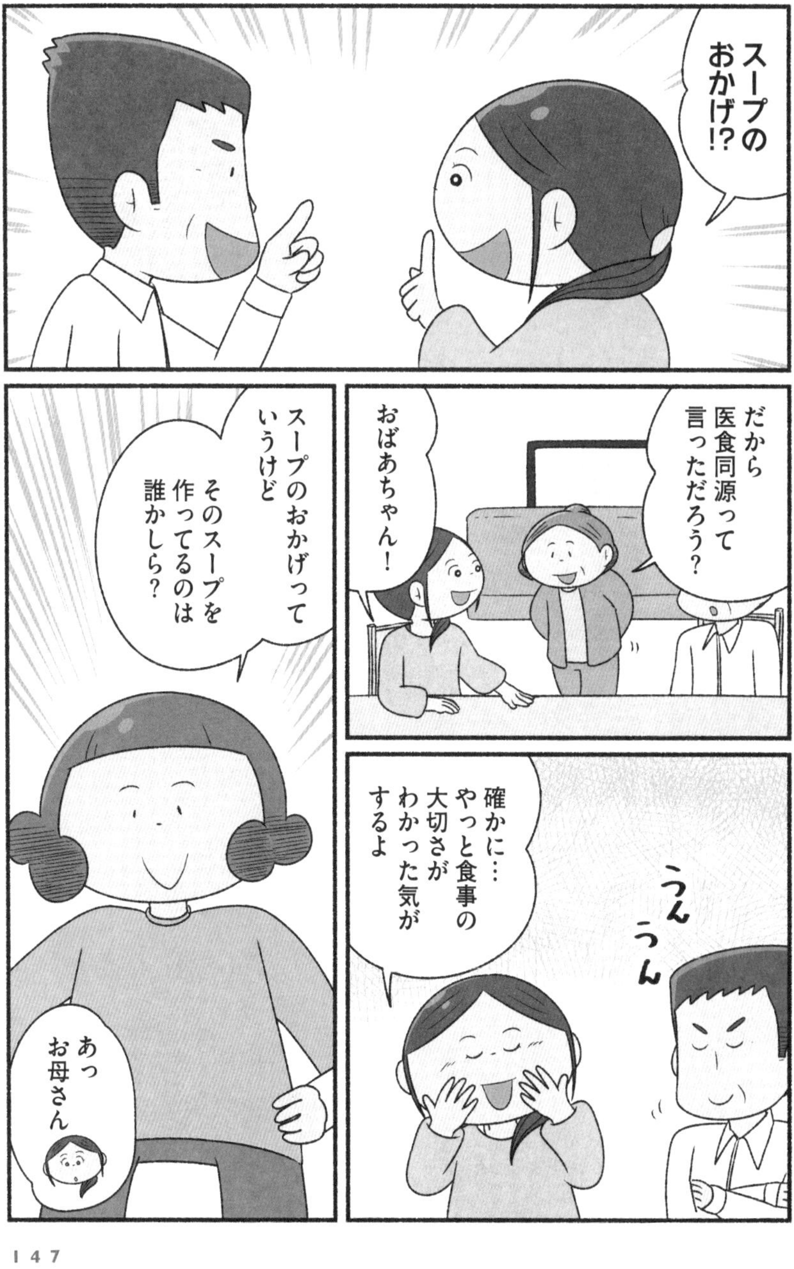
スープのおかげ!?
だから医食同源って言っただろう?
おばあちゃん!
スープのおかげっていうけど　そのスープを作ってるのは誰かしら?
あっお母さん
確かに…やっと食事の大切さがわかった気がするよ
うんうん

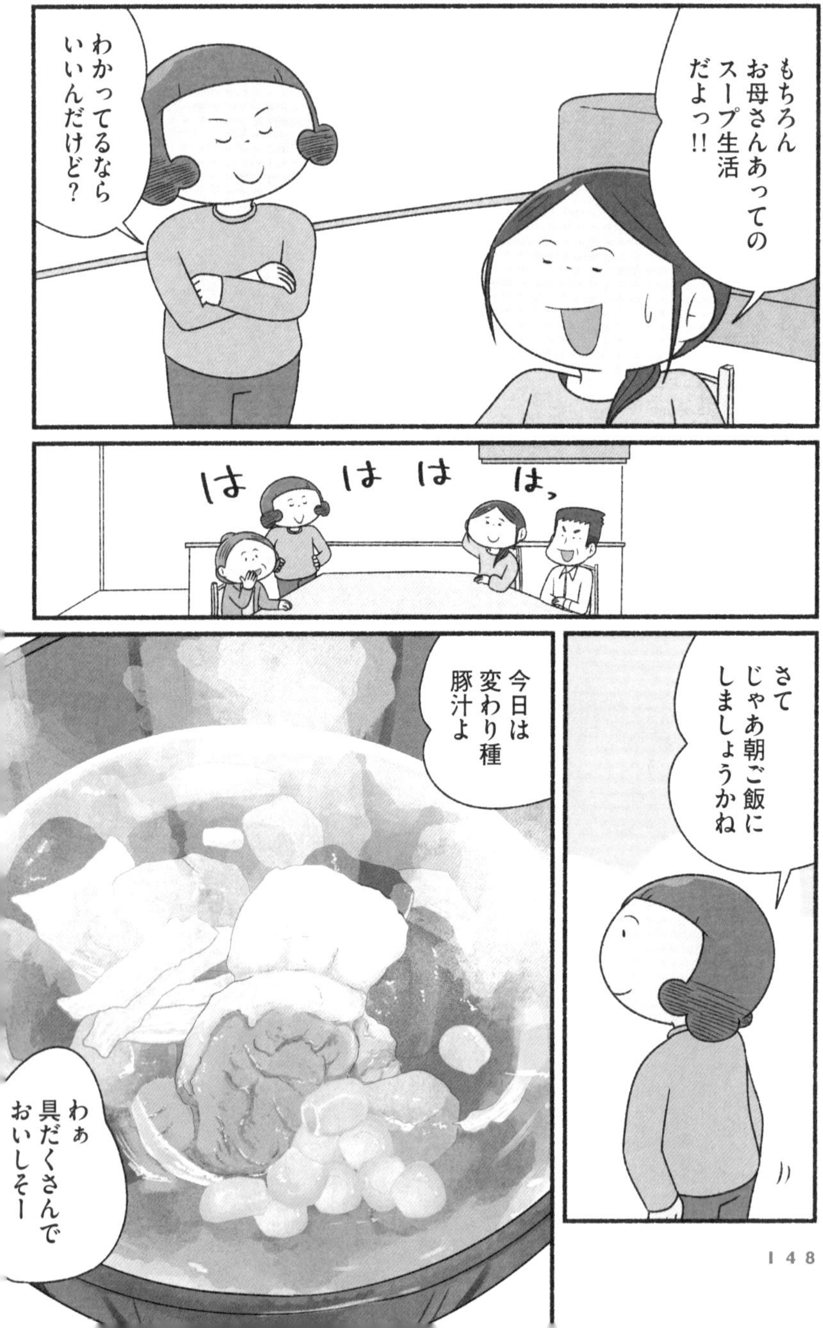
もちろん
お母さんあっての
スープ生活
だよっ!!
わかってるなら
いいんだけど?
は ははは は
さて
じゃあ朝ご飯に
しましょうかね
今日は
変わり種
豚汁よ
わぁ
具だくさんで
おいしそー

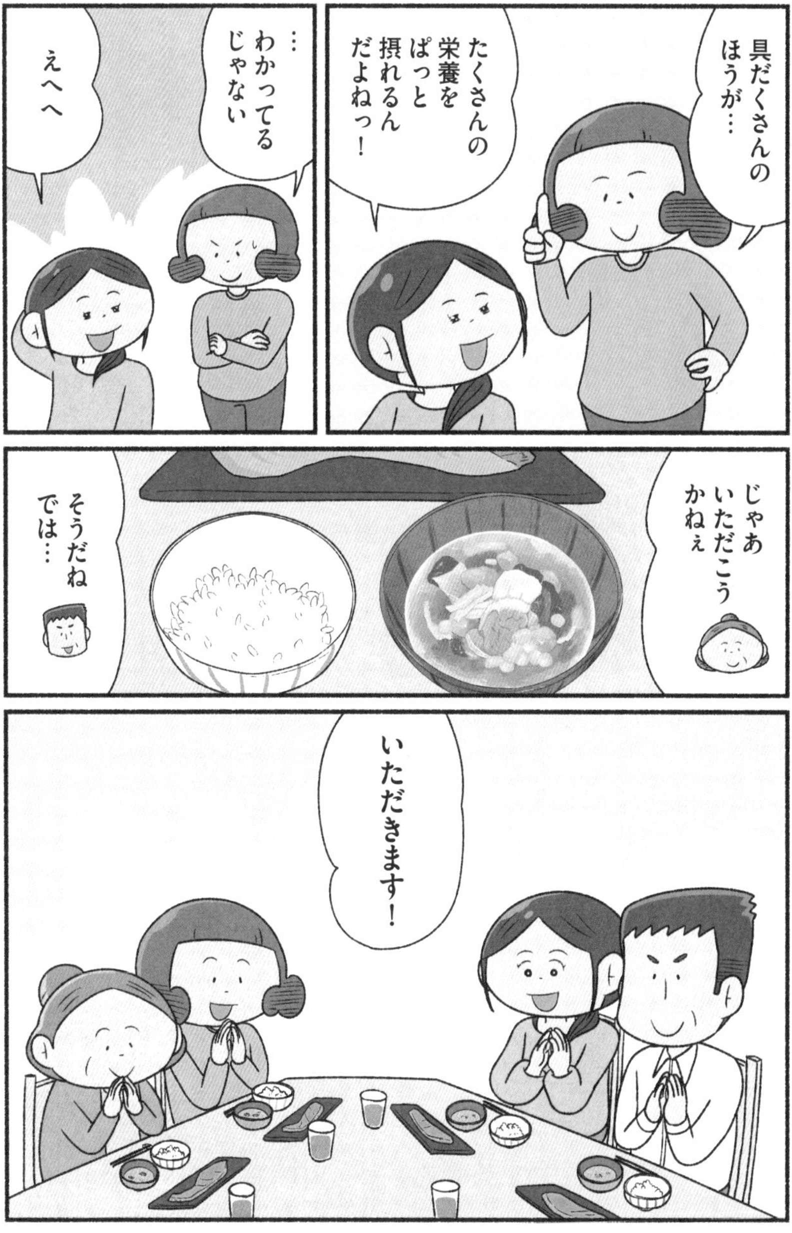
具だくさんのほうが…
たくさんの栄養をぱっと摂れるんだよねっ！
…わかってるじゃない
えへへ
じゃあいただこうかねぇ
そうだねでは…
いただきます！

あとがき

食の力ってすごいですよね。
元気がないなって思った時や悲しい気分の時、
なんとなく疲れた、ダルいといった時、
おいしいものを食べると不思議と元気が湧いてくる気がします。

温かいスープは気分が落ち込んだ時に飲むとホッとして
あぁもう少し頑張ろう…
といった気分になるし
冷たいスープは食欲がない時にでも
するっと体に入っていく…
スープって偉大…。

自分は食事をする上で汁物が何か一品ないと気が済まないので
作る気力がない時はインスタントの味噌汁やスープをよく利用します。

最近の技術はすごいですね。
フリーズドライのスープはお湯を注ぐとたくさんの具が広がって
お前らその姿どこに隠していたんだよと驚き、
軽くかき混ぜると本格的なスープが完成し
まるで魔法みたいだなぁと見惚れてしまいます。

生味噌タイプのインスタント味噌汁は
作りたてのような味わいで
お湯を注ぐだけでこんなに本格的な味噌汁が…
と驚きます。

この本に掲載されているレシピは
インスタントの手軽さには敵わないものの
どれも特別な材料を使わず、
簡単に作れることを意識しました。

20品以上のスープレシピ、どれかひとつでも
気に入っていただけましたら幸いです。

最後になりましたが
この本の製作に関わってくださった全ての皆様、
最後までお読みいただいた方、
本当にありがとうございました!!

深蔵

おいしい ヘルシー!

おくすりスープ

2021年11月28日 初版第1刷発行

著者 深蔵《ふかぞう》

発行人 永田和泉

発行所 株式会社イースト・プレス
〒101-0051
東京都千代田区神田神保町2-4-7
久月神田ビル
Tel 03-5213-4700
Fax 03-5213-4701
https://www.eastpress.co.jp

印刷所 中央精版印刷株式会社

装丁 小沼宏之[Gibbon]

ISBN: 978-4-7816-2019-0 C0077

©Fukazou 2021, Printed in Japan

定価はカバーに表示してあります。
本書の内容を無断で複製・複写・放送・データ配信などをすることは、固くお断りしております。乱丁本・落丁本はお取り替えいたします。